明治期におけるドイツ医学の受容と普及

――東京大学医学部外史

吉良枝郎
順天堂大・自治医大名誉教授・医学博士

築地書館

目次

図

表

註

1 序文

十六世紀以来、徳川末期の十九世紀中期まで、どのようにわが国の西洋医学が育ってきたのか、ついで、維新、幕藩体制の崩壊という空前絶後の混乱期を、わが国の西洋医学はいかに切り抜けてきたのか、それぞれを著者の見方でまとめてきた。本書は、明治四年から導入が始められたドイツ医学がどのようにわが国の医学教育の中にとりいれられ、その厳しい教育を受けて卒業した医学士達がどのようにわが国の中に彼らが受容した西洋医学を普及させていったのかをみたものである。いずれも、決して容易な道ではなかった。だが、日本の医療をと、彼らはいつも前向きで、積極的であった。

臨床にまた研究に多忙な日々を過ごし、わが国の医学の歩みを知るのに、十分な時間を持ちえない後輩の諸君への一助になればというのが、わが国の医史学資料を自分なりに整理してきた著者の定年以来の意図である。もちろん、彼らの臨床を介助する看護師諸君、最近広がった高齢者介護の場で活躍している介護福祉士の方々、そして一般の方々が日本近代医療の歩みを理解するのに役立つことができれば望外の喜びである。

本書では、あたかも東京大学医学部の歴史の本のように、東大医学部卒業生のことが枚挙に遑なく出てくる。しかし、著者には東京大学医学部の歴史をという意図は毛頭持ち合わせない。明治、いや大正の時代まで、好むと好まざるとにかかわらず、彼らを中心に、いや彼らを将棋の駒のように駆使して、わが国の医療・医学態勢は組み上げられていかざるをえなかったのである。今の時点でも、一体誰がこれらの駒をこのように駆使したのか、著者には明確にはわからない。

わが国へのドイツ医学導入時の出来事を明らかにしようとすると、所詮東京大学創設を語る諸資料を渉猟することを余儀なくされる。これらの資料としては、従来は、『東京帝国大学五十年史』『東京大学百年史』『東京大学医学部百年史』、東京大学創立百二十周年記念の『学問のアルケオロジー』など、さらに、東京大学医学部創設当時の関係者の手記、東京大学医学部各科の初代教授諸氏の回顧録、自伝、加えて創設当初の卒業生達が書き残した日記などが挙げられてくる。

最近になり、明治年代の文部省年報、東京大学医学部一覧、東京大学医学部年報などの公式記録が、国立国会図書館の近代デジタルライブラリーに収録され、インターネットでアプローチすることが可能となった。東京大学医学部一覧、東京大学医学部年報に比べると、文部省年報は小学校から大学までとより広範な事績を掌握しなければならないため、東京大学関連事項の内容は年代とともに簡略にならざるをえないが、明治六年から明治末年までも追跡しうる。一方、医学部一覧は、明治十三年から十七年まで、医学部年報は第四報から七報まで（明治九年から十三年）と入手しうる情報が限られている。このため、ほしい情報のすべてをというわけにはいかないが、今までの資料では明らかでなかった東京大学医学部開設時の状況を、従来と比べてより詳しく、容易に把握することが可能になってきた。

維新と共に始まった日本社会全体の急激な変化にもかかわらず、当初、医学教育は、むしろ伝統的教育法に固執し、医学教育の改革は論じられていなかったといえよう。わが国の医学教育の改革は、ドイツ人医学教師が来日して初めて可能となったといっても過言ではない。極めて徹底したものであった。この部分は、求められて、二〇〇七年、南江堂定期刊行誌「内科」九十九巻の誌上に連載した。

明治十年代に入るやいなや、ドイツ人教師の指導というよりはむしろわれわれの先達の考え方であろう、新時代の医療体制への整備が急速に発動した。二十年代になり、医学教育体制の充実が図られた。わが国初めての外国との戦争である日清戦争を経験し、日露戦争を迎える三十年代に向かっても、医療体制、医学教育体制の充実は順調であったといえよう。その中での彼ら医学士諸氏の活躍はあまり論じられてはこなかった。

この作業にあっては、東京大学医学部鉄門倶楽部、会員氏名録—俗称鉄門名簿が多くのことを教えてくれた。すでに多くの書籍に記述されている著名な先輩だけでなく、それぞれの会員が、医療の近代化の時間の中をどのように歩んだかを、言葉少なではあるが、語っている。著者は、諸先輩が歩んだ跡をできるだけ広く深くたどり、われわれの医療がこの百年、いや百五十年の間、どのように歩んだのかに触れてみたい。

2 ミュルレル、ホフマンの着任

前著（『幕末から廃藩置県までの西洋医学』）で述べたが、大学大丞相良知安、岩佐純の努力によってドイツ人医学教師招聘案が承認され、ドイツ陸軍軍医少佐L・ミュルレル（L. Müller）と海軍軍医少尉T・ホフマン（T. E. Hoffmann）が、共に夫人同伴で、明治四（一八七一）年八月二十三日横浜に到着した（日本医史学会では明治時代の名称をそのまま使用してきているので、ここでもその慣例に従う）。

奇しくも、ミュルレル、ホフマンの来日直後の明治四年九月二日（陰暦七月十八日）、皇学、漢学、洋学問題のもつれから、明治二年に創設された大学が廃止され、新しく文部省が発足した。これに伴い、医学校である大学東校は、東校へと改名された（註1）。

プロシャへの医学教師派遣の依頼は、英国公使館医ウィリスが、大学東校に改称された「医学校兼病院」の院長兼教師を辞任した明治二年の暮れになされた。ドイツ人医学教師は、当初明治三年中の着任が期待されていた。二人が出発を予定していた同年七月、普仏戦争が勃発し、彼らの赴任は遅れた。このため、学生の要求もあり、大学東校の医学生の教育に、かつての長崎精得館の医学教師で、当時大阪医学校の教師を務め、まさに帰国を予定していたオランダ人医師ボードウィンが急遽招聘された。明治三年秋から約二ヶ月間、大学東校生に講義をしている。

大学東校時代に選抜された十三名の医学留学生は、先方とどのような話し合い、計画が進められていたのか、さらには普仏戦争の勃発を知っていたかどうか明らかでないが、三年十一月、アメリカ経由でドイツに出発している。留学生の一人で、後に東京大学医科大学総理になった池田謙斎が書き残しているが、サンフランシスコに着いて、プロシャ軍優勢のニュースに一同安堵している。

ミュルレルは一八二四年の生まれで、一八四二―四四年までボンで医学を学び、のちベルリン大学に移り、外科を専攻、一八四七年に卒業している。その後、軍病院で外科の訓練を積み、医学博士の論文をまとめ、陸軍の軍医将校に任命されている。一八五六年、軍医としてハイチに派遣され、十二年間にわたって陸軍病院及び医学教育の改革に従事した。この経験があったので、日本の医学教師に指名されたのであろうといわれている。

ミュルレルは、日本行きが決まると、ホフマンを自分の補佐役として選んだ。ホフマンは一八三七年の生まれで、一八五七年、現在はポーランドに属しヴロツワフ大学と呼ばれている当時のブレスラウ大学医学部に入り、二年後ベルリンに移り軍医学校を一八六二年に卒業している。ついでベルリン大学でR・トラウベのもとで内科学を修練して海軍軍医になっている。上級医師試験にも合格し、来日時は軍医学校の教官であった。奇しくも、先の病院長兼医学教師のウィリスと同じ年の生まれである。ちなみに、ウィリスが日本に赴任してきたのが一八六二年である。

ミュルレルとホフマンは角付きのヘルメットをかぶり正装の軍服をまとった一小隊のドイツ騎兵隊(当時の在日ドイツ公使館に所属していたのであろう)に護衛され、神田和泉町の旧藤堂藩邸にあった医学校、東校に初登庁した。東京大学構内に復元されたミュルレルの胸像(図一)も、陸軍軍服をまといヘルメットをかぶっている。また、入沢達吉の「レオポルド・ミュルレル」と題した中外医事新報1200号誌上の論文にも、日本人教師と一緒にうつった、軍服、ヘルメット着用のミュルレルの写真が掲載されている。ミュルレルも騎馬隊の兵士と同じように、軍の正装の格好で馬に乗って東校に登場したのであろう。

江戸にプロシャ公使館が開設されたのは文久元(一八六一)年のことである。日普修好通商条約締結のため来日したオイレンブルク伯爵を団長とする使節団は、学術調査団を伴い、詳細、広範に当時のわが国を調査している。しかし、英、仏とは異なり、幕府崩壊のため、日普協同のドイツ語学校を開校するまでにはいたらなかった。

ミュルレルは日本医学の実態をどのように把握していたかはわからないが、到着後日本人教師及び学生を前に、自分の抱負を演説している。明治二年当初、大学大博士として佐倉から強引に引き出され、当時、医学部長の役割を果たしていた佐藤尚中は歓迎の挨拶をした。養子佐藤進は、すでにベルリンでベルリン大学入学の準備をしていたわけであるが、尚中は二人にどのような期待を寄せていたのであろうか。

両者の通訳の役を司馬凌海が果たし、誰もドイツ語が解らないであろうと思っていたミュルレルらを驚かしたという（『東京大学医学部百年史』）。なお、入沢達吉の「司馬凌海伝」（中外医事新報1155号）には、以下のような記述がある。「司馬以外にドイツ語の解る人材が居なかったので、石黒忠悳と長谷川泰は司馬を連れて横浜にミュルレルらを迎えに行った。その時、ミュルレルは司馬に『足下は独逸に何年間留学せるや』と問い、司馬は『海外に出でしこと無し』と答え、それに対し『自分の後妻は仏人であり、自分と十一年過ごしているが君ほど話せない』という会話があった」。

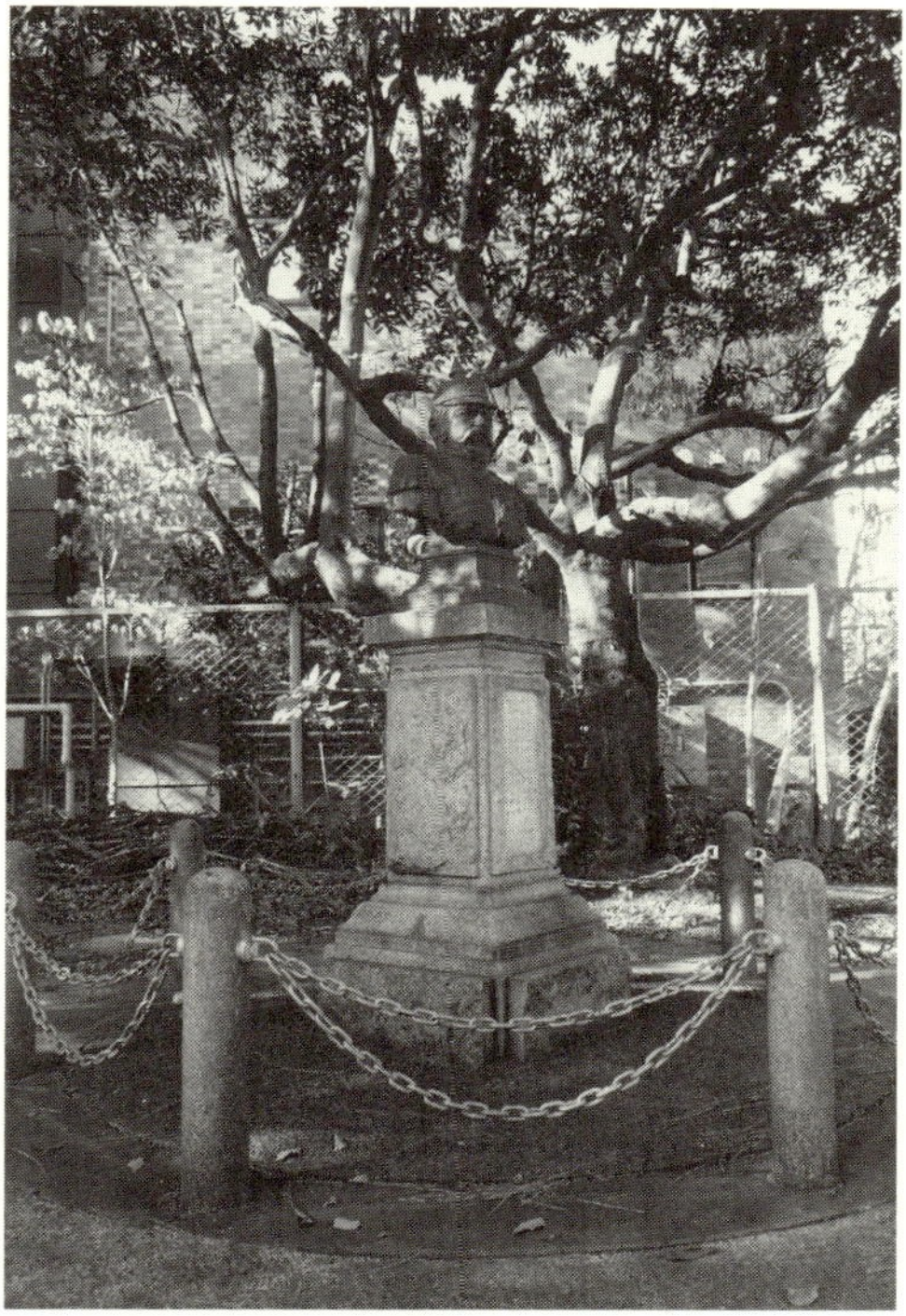

図１　ミュルレルの胸像

図一は、龍岡門から東京大

学構内に入り、一番目の十字路の西南の小高い丘の上に置かれているミュルレルの胸像である。二〇〇八年はじめから工事が始まり、五月にこのように改装された。

二〇〇五年初版の『東京大学本郷キャンパス案内』の表紙をめくると、そこに東京大学キャンパスの全図が示されている。龍岡門から東京大学構内に入ると、一番目の十字路、医学部図書館、薬学部本館へ左折する角にミュルレル像と書いてあるが、この場所である。

今は石段で歩道から胸像のある丘の上まで上れるようになっているが、それまでは、その丘の斜面は、一メートルを超すくらいの高さの灌木が密生し、その上に何本かの大きな木が枝を広げて生い茂っており、歩道から灌木の後ろに何があるのかみえなかった（吉良「ドイツ医学導入とわが国の医学教育」内科 Vol.99 No.1・145〈2007〉）。

なぜこの場所が彼の胸像の設置場所として選ばれたかというと、明治九年、東京大学医学部が加賀邸内に創設された時はこの胸像の前、現在の医学部図書館の場所に東京大学医学部の外来棟及び病院があったからであると考えられる。

この十字路から東京大学御殿下のグラウンドに向かい歩いていくと、道路の左側、体育館、七徳堂下の広場に、桜の木に囲まれ、二人の外国人の胸像があることは誰でもみることができる。ベルツとスクリバの胸像である。この二つの胸像も、もともとは道路沿いにもっと南に、ミュルレルのそれと十字路を挟んで並ぶように位置していた。

ミュルレルが活躍したのは、神田、和泉橋の旧津藩藤堂邸に東校があった時代である。本郷旧加賀藩邸内の東京大学医学部ができあがったのは、ミュルレルが日本を去ったあとの明治九年だった。

確かに、ベルツ、スクリバは東校が本郷に移転したあと二十年余も、本郷に移った東京大学医学部に滞在し、わが国の医学教育に大きな貢献をした。ミュルレルの滞在は明治四年から八年前半までと短かったが、以後記述していくように、わが国の医制確立へもつながる、東京大学での医学教育改革に極めて大きな貢献をした。

ドイツ医学導入のドイツ側の立役者の記念碑を紹介してきたが、ここで、相良知安の記念碑のことにも触れておこう。議論の余地がないわけでないが、彼なくしてはわが国へのドイツ医学導入は実現しえなかった。近頃の東京大学の医学生はいうまでもなく、医学部、病院の職員でも、彼がどのような人物で、彼の記念碑がどこにあるかを知る者はそう多くはあるまい。先に触れた『東京大学本郷キャンパス案内』の全学見取り図上では、相良の記念碑は完全に抹殺されていた。

東京大学付属病院の北西にある池之端門から東京大学構内に入り見上げると、丘の上に高層の看護学校寄宿舎がそそり立つ。その建物に向かい、左側の坂道を登る。寄宿舎の端に近づくと、その裏手、右側の台地に登るように立派な石段がある。台地の上には何本もの木が茂り、木の葉が落ちる冬季はいざ知らず、何物に向かわせる石段か全く見当もつかない。二〇〇六年の末まで、この台地の上に、これらのこんもりとした木々に囲まれて、高さは約四メートル、幅二・五メートルの石碑が、東大病院を裏か

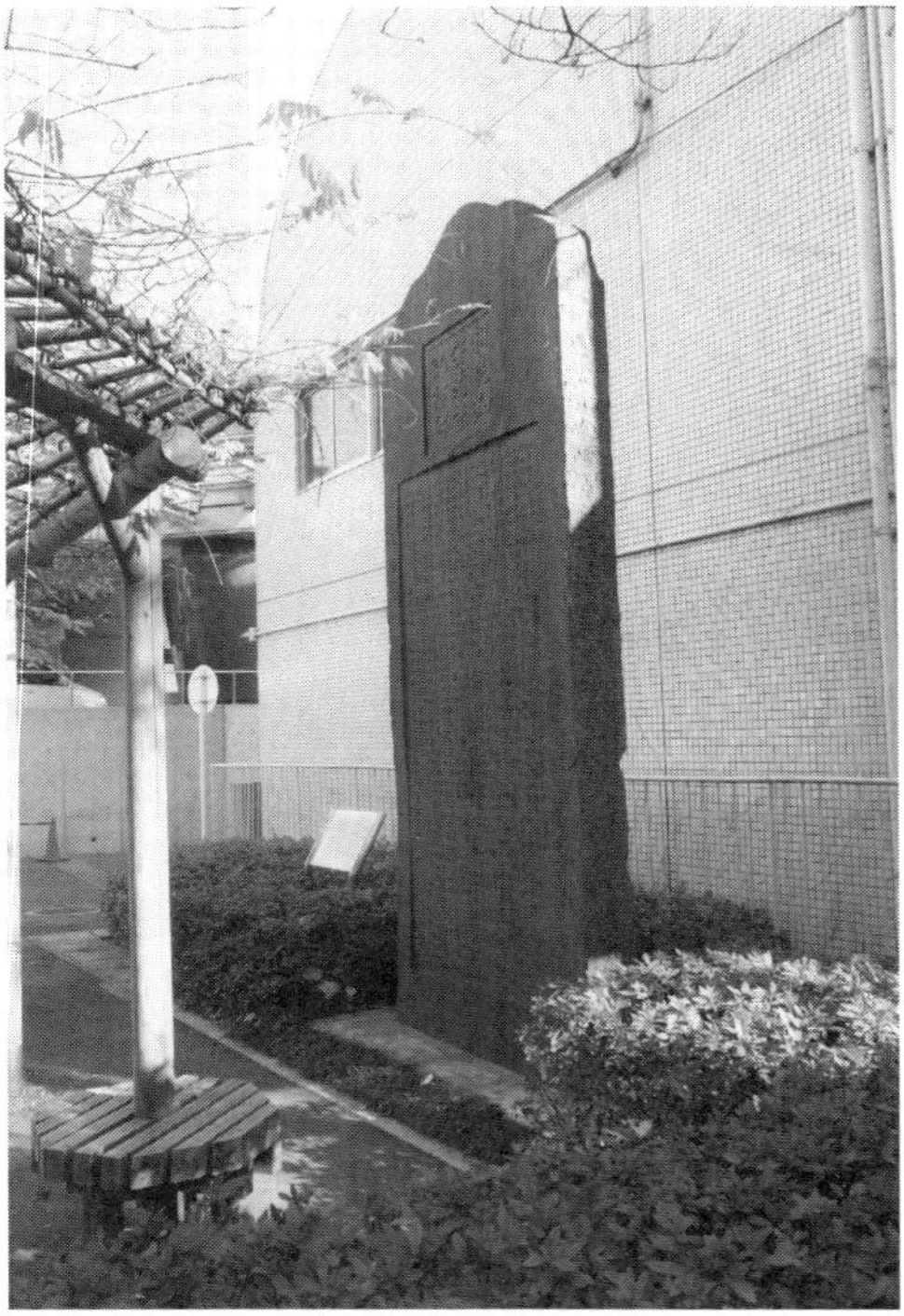

図2　相良知安の記念碑

ら、すなわち北東からみつめるように立っていた。これが相良知安の記念碑である。光を遮る木々の葉、数メートルも離れずに前面にそそり立つ寄宿舎の建物で、碑面に刻まれた文章を読むのも容易でなかった（『幕末から廃藩置県までの西洋医学』）。某大学医学部教授は、昭和五十年の時点であるが、この状態を看学の寄宿舎の「尻にしかれた相良知安」と表現している。

石黒忠悳による「相良知安先生記念碑」の題字、東京大学医学部第二内科初代教授入沢達吉が草した相良の碑文を刻んだ記念碑が、二人の努力によるものであろう、昭和十年十二月ここに建てられた。相良の碑が立っていた場所は、ベルツが居住した東京大学外国人教師館十二番館の跡である（註2：ベルツの住んだ外国人教師館十二番館）。

なお、かねてから東大医学部の中で相良の記念碑移築の計画が進められていたのであろう。二〇〇七年三月十六日、東京大学医学部を訪ねたら、この記念碑が新しい付属病院入院棟Aの入口前の小広場、東側に移されていた（図二）。先に紹介した『東京大学本郷キャンパス案内』図上、以前相良の記念碑が立っていた場所の南側の台地に、〝ベルツの庭石〟として示されていたかなりの大きさの庭石も、同時に、同所西側の小木立の中に移されていた。今ではこれら二つは、新病棟入口の前庭に対をなすように配置されている。ミュルレル、ベルツ、スクリバの胸像、相良知安の記念碑は歩いてみてまわれる範囲内に再配置された。

ミュルレルのみた東校

前もって、日本の医学教育についての認識が十分でなかったこともあろう、そして学生の現状をいち早く把握しておきたかったこともあろう、ミュルレルは、明治四（一八七一）年九月二日、すなわち来日十日目には、早々に神田、和泉橋際にあった東校に登校している（図三の①）。前述したように医学校は、大学東校から東校に改名されている。

なお、ここで明記しておくが、明治六年以降は西暦に統一されたので混乱はないが、明治六年以前は西暦年数を付記したものは西暦を、していないものは陰暦を示すこととし、両者を識別する。

彼は、当時の日本人医学生、その教育方法、日本人教師、病院などについて、詳細に観察、記録し、帰国後十年目である一八八八年に、"Tokio-Igaku"と題して、Deutsche Rundschau 57号に投稿した。昭和五十一年、日独医学交流百年記念の機会に、日本国際医学協会から石橋長英、小川鼎三、今井正らによって、「東京—医学」のタイトルで、翻訳刊行された。本誌は、二〇〇八年「東京大学医学部・医学部付属病院創立一五〇周年記念」の機会に、委員の努力で再版された。先に紹介した入沢達吉の中外医事新報1200号の原稿は、ミュルレルのこの論文を参考にしたものと考えられる。

極めて詳細に、ドイツ人らしく、徹底的に、そして厳しい目で、当時の様子を記述している。日本人教師、また当時の学生の日記、回顧録などが入手できるが、それらの記述は、どうしても身内の見方に偏る。彼のこの記録が残されていなかったら、東京大学医学部揺籃期の大学の様子を詳細に知ることはできなかったのでないだろうか。筆者は、石橋らの翻訳をもとに参照させていただいた。

ミュルレルが初めて教室に行った時には、医学生が三百名ほどいた。「かれらは、ずらりと並んだいくつかの大部屋に、十人ないし十六人

図3　大学東校と近辺の地理

図は、宗田一氏の『図説・日本医療文化史』思文閣、1988年、366頁から許可を得て引用させて頂いた。左下、神田川、和泉橋の右手に、「大学東校」が示されている（①）。現在の三井記念病院にほぼ一致しよう。旧津藩藤堂邸である。中央上部に、加賀前田邸、現在の東京大学、その下に不忍池が描かれている。そのすぐ右下、「大学東校ごようち」と描かれているところは、現在の上野公園内である。一時、上野公園内に医学校を移す計画があった。その右、右から二番目の"てら"の部分に（②）、註2"ベルツの住んだ外国人教師館"でも言及するが、ミュルレルらの教師館があったと宗田氏は記述している。

①

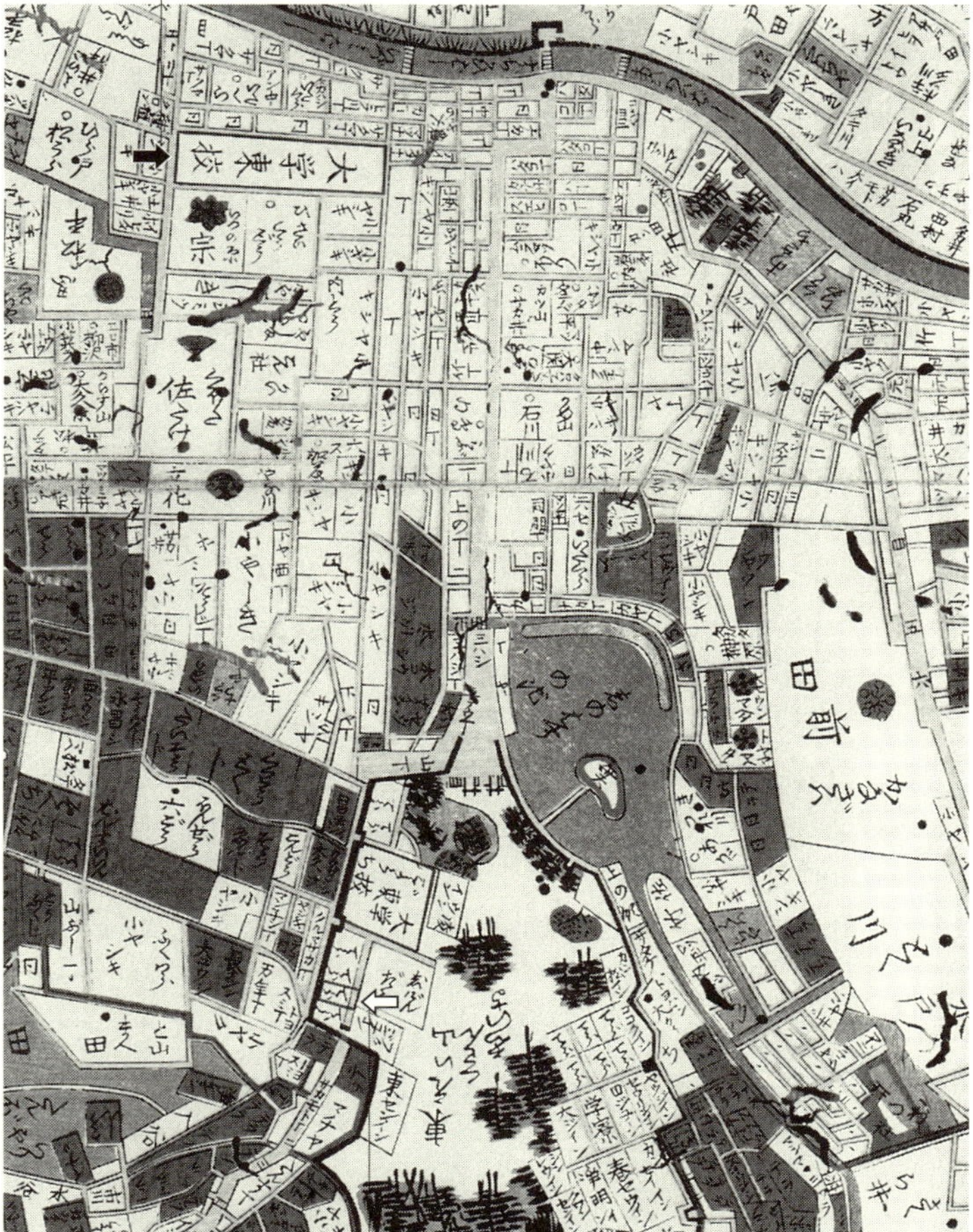

②

ずつ大きな机を囲み、各自火鉢を抱え、キセルを傍に置き、各自の前に拡げられた本を大声を張り上げて読んでいた。大体同じ分野の医学書であったが、読んでいる章はまちまちであった。しかもみんなが一斉に発声して周知の東洋的な単調な吟唱法で朗読するので、まるでユダヤ教会へ足をふみ入れたかの如き印象を受けた」と記述している。

九月の火鉢とは、煙草に火をつけるためのものであったろうか。この中に座っていた教師も、火鉢を抱え、湯飲みを机の上に置いていた。

明治四年、福井藩に、直接海外から招聘されて来日した初めての御雇外国人教師として、アメリカ人グリフィスが赴任してきている。彼は福井における生活などをもとに、『明治日本体験記』を書いている。その中でも、東校の場合と同じように、教師を中心に学生が車座に座し、めいめい独自に読書をする福井藩校の様子を紹介している。

ミュルレルは自ら医学生自身に当たり、彼らの医学知識レベルをチェックしている。当然通訳の介助が必要であったろうが、誰がその役を担ったかは明らかでない。あるいは、英語でチェックしたのかもしれない。というのは、相良らが、明治二年ドイツ公使ブラントに渡した依頼状には、日本人医学生は英語を理解できるから英語を話せるドイツ人医学教師を派遣してほしいと記述してあった。

彼によると、医学生の知識は十分なものとはいえず、最優秀と日本人教師から推薦された学生ですら、知識レベルが極めて非系統的で不均一なものであった。高学年になってから初めて習得するような難しい知識をいろいろと知っていながら、解剖学や生理学の予備知識を十分に勉強していない状態であった。たとえば、心臓病の研究をしていると称していた者は何人もいたが、血液循環を満足に図解しえた者は一人もいなかったとしている。

語学の能力、知識についても、例外でなかった。世界的に有名な医学書を何度も読了した優秀な学生であると日本人教師が紹介した人物に面接して、彼の語学力ではその書籍は十分に理解しえていないだろうという感想をもったとしている。厳しいことに、その教師すらその書を理解しているとは考えられず、学生の質問には答えられないはずだと教師の評価もしている。

また、ミュルレルとホフマンの二人がそろってこの時期来日する必要はなく、むしろいずれかの一人と、できれば同時に基礎教育と予科教育の教師を何人かそろえて、まず生徒に系統的に準備教育を施し、校舎と病院を建て、それから二―三年後に本格的な医学校を開くようにすべきだったとも述べている。

日本という未知の国に招聘された教師としては、まず学生の実態を調査することは当然の行為であろう。安政四（一八五七）年、長崎に招聘されたオランダ人海軍軍医ポンペも、医学教育を開始するに当たり、同様にチェックし、数学、物理学、生物学など、医学を学ぶための基礎知識が欠如していることをみている。ウィリスには、これらの調査をする時間はなかったのでないかと考えられるが、京都、横浜の官軍病院、さらに北陸・会津戊辰戦争で、官軍傷病者を治療する日本人医師の実態に接する機会は十二分にもったはずである。彼がその後招聘された鹿児島の医学校では、基礎教育にも多くの時間を割いている。

ミュルレルは、当初どのような役割を日本人教師から期待されていたかについても述べている。すなわち、「日本人教師達は、朝八時から弁当持ちで登校し、夕方五時まで学校にいて仕事をする。その仕事は、午前中は教壇に腰かけ、生徒の質問を受け、それに答えたり、講義をする。午後は、日本人医師が必要だと考える限り、患者の診察に当たり、最新の処方を教え、必要な処置を施す。何のことはない、二人のドイツ人医師は彼らにとってみれば、一種のてっとりばやい生き字引兼処方便覧の役割を果たすべきだったのである。彼らは、時間表による系統だった講義や研究などはてんで考えていなかった。ドイツ人教師は何でも知っていて、質問すれば、文献を調べたり、観察や思考に時間をかけるまでもなく即座に答えてくれるものと頭から思い込んでいた。ドイツ人教師が講義の準備をしたり、講義録を作ったことも日本人教師の印象を悪くした」。日本人教師達はヨーロッパの日本公館に至急便を送り、ヨーロッパでは教授達が講義の準備をしたり、講義録を作ったりするかを問い合わせまでしたと書いている。

彼はいつ、どこで、どのように情報を収集したのかわからないが、日本の医学生の医学修得法も詳細に分析していた。当時の医学生は、「蘭方にしろ漢方にしろ、師の経営する私塾に入塾し、または師の家に住み込み、個人的に教えを受ける。師が患者に施している医療を傍らから観察し、助手として習い、加えて師独自の処方なり療法なり、外科手術、まれには助産術を学びとって自分のものとする。修業年限は決まっておらず、師が許諾すれば、医業を営むことができた。習得する医術の中には、口外することを禁じられた、師が秘伝とするものもあった。これは他の医師が知らぬ医術で、成功裏に実施できればその特殊性から彼の名声を高めるのに役に立った」。とてもとても、カリキュラムを組み、学生を集めて、授業をするなど考えられもしないことであった。

軍医総監、東京大学医学部副総理も務め、明治の日本医学の一中心人物であった石黒忠悳が、彼の自伝『懐旧九十年』に書いている。彼も、元治元（一八六四）年、経済的理由で医師になることを決心した。下谷の柳見仙という蘭方医の家に書生として住み込むという伝統的、典型的な医学修得の道筋を、維新の直前に歩み出している。

このような医学生が医学校に通う理由は、師の教育では不満足な医学知識を補填するためであったとミュルレルは分析している。解剖学的知識などはその典型的なもので、師のもとでは、人体解剖はできず、解剖、臓器の知識などは正確に把握しがたく、彼らが最も補填したいと欲した知識であった。また、西洋の医師は特別な治療法上の秘法を持っており、これを学べば、自分の知識の宝庫をさらに豊かにすることができると期待した者が少なくなかったとしている。

ポンぺも、上記の目的で彼の講義を断片的に聴講し、長崎精得館に出入りしていた老医学生の存在を彼の『日本滞在見聞記』に記述している。

ミュルレルの「東京―医学」の論文に是非一度は目を通してほしいと考える。以上紹介しただけでも、彼の厳しさを理解していただけるだろう。先に紹介した入沢達吉の論文は、かなりミュルレルの厳しさを和らげているように感じる。

前述したように、一八八八年、彼は論文を発表した。彼は自身の手がけた大学が十年後にも存続し、さらに発展するのを確認した上でなければ、このような論文を発表する気はなかったと述懐している。

ドイツ人の何事にも徹底的なという気質もあったろうが、はるか東洋の未開の地に、初めてのドイツ式の大学を創設するという気概もあったことと考える。日本からの招請を受け、プロシャ政府から指名されて、母国ドイツのためにという意欲に充ち満ちていたことも確かであろう。

しかし、彼の論文は、彼の東京滞在当時の現状分析に終始し、自分が固めた基盤の上に、十年後の今、大学はこのように発展したと自己を誇示することはしていない。

考えてみると、緒方洪庵の適塾でこそ化学、物理が取り上げられてはいたが、数学、物理、化学、生物学の予備教育が十分に与えられることはなく、語学の教育も充実していたとはとても考えられない。いかに才能に恵まれている学生たちであったとしても、当時欧米で一流といわれた医学書に取り組み、それを十分に理解しうるとはとても考えられない。わが国の伝統的教育法に固執して、儒学の先賢の書籍を、音読、暗記するように、これらの医学書に取り組んでいたのでないだろうか。ミュルレルが観察した当時の医学生の実態を想像することは、そんなに難しいことではないように考えられる。

ドイツ人医学教師着任時の東校の学制

ミュルレル、ホフマン着任当時、東校当局者は、どのような医学教育を考えていたのであろう。その中に、ドイツ人医学教師をどう受け入れようとしていたのであろうか。プロシャ公使への最初の依頼状に付記されていた条件は、医学生は英語を理解するから、英語でも教育できる教師を送ってほしいというものである。おそらく、鹿児島に移ったイギリス公使館医ウィリスが、医学校病院に院長として勤めていた当時に行っていた医学教育と、たいして変わらないと高をくくっていたのではないだろうか。

ミュルレルが「東京—医学」に記述している内容からしても、ドイツ北部連邦公使ブラントに提出したドイツ人医学教師招聘の依頼状にも、いやこの提案をもちだした相良知安、岩佐純の二人の心中にも、彼らに新しい医学を教えてもらいたいという希望は強かったであろうが、日本の医学教育を改革してもらいたいという考えは全くなかったのでないだろうか。

従来のわが国の西洋医学教育に、ドイツ人医学教師を参画させるくらいの考えで、日本の当事者達は、自分たちの医学教育が改革を要する代物だとはあまり考えていなかったように思う。ミュルレル達も、日本の医学教育を理解していて日本にやってきたわけでないから、これほど大々的に医学教育を改革しなければならないという認識はなかったのでないだろうか。

表一は明治三年閏十月、すなわちミュルレル着任六ヶ月前に、新たに改訂された大学東校規定である。

表１　大学東校規定（明治３年閏10月公示）

（緒言省略）
第一条　小学普通ノ学科訖リ十七八歳ニ至者医学修業可差許事
第二条　但シ方今小学ノ設ケ未タ備ハラサルヲ以テ当分普通学科ヲモ設ケ教導ス可シ
第三条　入学ハ毎月五ノ日ヲ定日トス
入学ヲ願フ者ハ前日願ヒ出当日短冊二枚雛形ノ通認メ玄関ヘ可差出事
第五条　生徒本真学科ノ次序ヲ踏ミ卒業ニ至ル者アリ或ハ厳密ニ之ヲ踏ムニ遑アラス其要領ヲ得テ卒業ニ至者アリ是ヲ以テ正則変則ノ二生ニ分ツ事
第六条　正則生ハ洋書ヲ読ミ学科ノ順序ヲ遂ヒ卒業大成スルヲ要ス変則生ハ訳書ニ由リ毎学科ノ要領ヲ得早ク成業スルヲ旨トス可キ事
第七条　正則生ハ留学五年ヲ期トシ変則生ハ三年ヲ期トス　但期満タサレハ事故アリ退校ヲ願フトモ決テ不許事
第八条　正変両生留学科ヲ預本ノ二種ニ分ツ預科卒業ノ上各科ノ試業ヲ尽シ優等ノ者ハ本科ニ入ルヲ可許事

［『東京帝国大学五十年史』p363 より引用、改変］

そのすべてを記述する煩雑は避け、特に気になる部分を紹介した。

第一条にみるように、受験者は十七、八歳にいたる者と年齢制限をし、資格としては小学普通の学科を終了したものとしている。

しかし、第一条の但し書きをみれば、小学普通の学科も教導するという。当時は、学制の構想はあったとしても、小学普通の教育はなお形をなしていなかった。そのための但し書きであろう。いつまでも続く但し書きとは思わないが、ほかに資格を規定する条項がないから、医学を学びたい者は誰でもということになる。

第二条に規定されているように、毎月五の日、すなわち五日、十五日、二十五日に入学できる。第三条にあるとおり、希望者は雛形として示されている短冊に必要事項を記入して、入学当日、東校玄関に差し出す。特にどのような入学試験を行うという定めはない。誰でも、いつでも、希望する者であれば入学できるのである。

実は、ウィリスが鹿児島に去った直後の明治二年十一月、初めての大学東校すなわち医学校規則が作られている（『東京帝国大学五十年史』359頁）。明治三年のそれは、これを改訂したものであるが、基本的には大きな変化はない。

明治二年のそれによると、入学の日は、二、七の日、つまり毎月六回であった。就学年齢については、少年の輩、晩学の徒との記述があるのみである。

明治三年の規則で、新しく制定されたのは、第五条にみる正則生、変則生のそれである。すなわち、前者は「本真学科ノ次序ヲ踏ム者」であり、後者は「之ヲ踏ムニ遑ナイ者」である。明治二年の規則でこれに対応するものとしては、以下の条文がある。

一、入学ノ生徒少年ノ輩ハ小学校ニ入リ学科順序ヲ逐ヒ了リ候後大学校ニ入リ終ニ成業ヲ逐ク可シ故ニ五年ノ間留学シ猥ニ退学帰省ヲ免サス然レトモ晩学ノ徒ハ小大学校ノ学科ヲ修テ病院ニ就テ治則実験シ早ク其要旨ヲ得ル事専務タル可キ事

すなわち、時間的に余裕のある少年の輩が、洋書を読み、本真の次序を踏み卒業にいたる正則生であ

り、晩学の徒は、訳書で毎学科の要領を得て卒業にいたる変則生なのである。

石黒忠悳は、西洋医学の素養のない各藩の藩医を晩学の徒として招いて短期間に教え、同時に年少の徒をじっくり教育して西洋医学の普及を図るつもりだったと、あたかも最初の医学校規則を自分が作ったかのように述べている（『懐旧九十年』181頁）。

このように、年齢制限はあるやにみえているが、実際は受験者の年齢に上限はなかったと考えられる。先に紹介したミュルレルの論文にはこの点の指摘はないが、親子のように年齢が違う学生がいたことは、事実のようである。「東校は親子二代の学校、東寮に親がいれば、北寮には子が、南寮には孫がいる」と揶揄されていたと、鈴木要吾は紹介している（『蘭学全盛時代と蘭疇の生涯』176頁）。

応募者の教育歴、そのレベルは当然不均一であったろう。そのような生徒が、しかも随時入学してくるのである。毎年何名入学させるという決まりもない。

第七、八条に示されているように、正則生は五年、変則生は三年、両者に予科・本科の課程をもうけると規定されている。しかし、この年限の間で予科の期間は、何ヶ月か、何年か、それも規定されていない。二年間の時間が余計にあれば、洋書で医学を学べるというのも、語学をどのように考えたのであろう。

このような規則で、どのように医学教育をしていくのであろう。多くの疑問を抱きながら、大学南校（註1）の規則はいかにと調べているうちに、明治三年三月に、南校、東校両校を対象としたものと考えられるが、大学から課業に関する規則が公示されていることをみつけ出した（表二）。二、三十人の学生が火鉢を抱えて座っている教師を囲んで、ユダヤ教徒が祈っているように声を出して読書しているとミュルレルが記述した風景は、まさに表二に示した大学課業規則の第二、三項を具現している。教師は、第四項にみる通り、一人一人の生徒に接し、その生徒に当を得たレベルの書物を与え、手をとって指導する。学生の読書の傍にいて、質疑に答え、進歩をチェックし、勉学を促していたのであろう。

極めて進歩の著しい努力家は、半年でも予科終了が認められるのであろう。正則、変則いずれにも、予科の期間の長さが明示されていないのは、このような定めがあったからと考えられる。いや、入学を希望してくる者は、すべて努力家であるという理解であったのかもしれない。

いつ入学させても、どんなにレベルが違っても、同じような課程の進行を問題にしなければ、そして教育の効率を問題にしなければ、学生を教育することはできないことはない。生徒の数も含め、教師の能力次第である。も

表2　大学課業規則（明治3年3月公示）

一．毎科毎級各論講一ヲ設ケ其科其級ニ在ル者必ス出テ之ヲ講セシム

一．教官一員毎ニ生徒大凡二十人ヲ分配シ専ラソノ教授ヲ受シム

一．正課席毎科各一場ヲ分占シ生徒必ス其場ニ列シ専科ノ書ヲ読ヘシ教官モ其場ニ莅（のぞんで：著者註）之ヲ教授スヘシ

一．生徒ノ識力ニ准シ教官酌量シ各科書目ノ内ヨリ一書ヲ挙テ之ヲ授ク其書業ヲ卒レハ又一書ヲ授ク生徒自ラ択ヲ許サス

附　其書籍ノ巻数ニ依リ卒業ノ遅速ヲ稽ヘ其勤惰ヲ督スヘシ

［『東京帝国大学五十年史』p71より引用、改変］

っとも、学生は極めて勤勉であることが前提とされよう。今日の学校教育で当然とされる一定のクラスの形成、入学希望者の知識レベル、入学日の設定などは特に必要としなかったのはこれらの理由のためであろう。

ここに紹介してきた表一及び表二の教育規則は、村の子供のための寺子屋や、各藩の武士のための藩校で採用されてきた江戸時代からの、わが国の伝統的教育法であったのである。近代的教育の特色である、教師が多くの生徒を対象に、一定のカリキュラムのもと、特定の書物について講義をする「一斉授業」とは異なり、生徒個人への指導を重視している。最近寺子屋を描いた絵をみる機会が増えているが、師匠が寺子の手をとって習字を教えている傍らで、兄弟子について復習している寺子、机から離れ遊びほうけている寺子が描かれているという構図は寺子屋教育の典型である。藩校で学ぶ武士も、自読(学)、自習し、理解不能の点については自分から求めて教師の指導を受けるのが、各藩校に共通する就学規則である。このことは、上杉、米沢藩校の記録としても残されている（R・Pドーア著、松居弘道訳『江戸時代の教育』)。いずれも個人的指導がその教育法の主体である。当今の〝落ちこぼれ〟問題と関連して、寺子屋教育が取り上げられるのもここに理由があろう。

一斉講義が、日本の伝統的教育法の中になかったということではない。寺子屋はともかく、特定の祭礼の日などには、藩校の長たる提学などによる講話に全学生の出席が求められている。しかし、上杉、米沢藩校の記録としても残されているが、藩校でも一斉講義より個人を主体にするのが日本の伝統的教育法であった。

当時の官学ともいうべき儒学は、絶えず新しい知識を求めていくという今日的な学問とは全く異なっていた。発明するに価することのすべて、知るに価することのすべては、孔子など古の聖人がすでに遠い昔に明らかにした。後の世代のなすべきことは、単にこの知識の集積を受動的に、謙虚に吸収することだと考えていた。古聖の意見に個人的見解をはさむなどは、高慢な学者の陥りやすい最悪の弊害だと貝原益軒はいましめていたという。

このような考え方をよりどころに、幕政、藩政を担う人材教育のため、幕府は昌平坂学問所、各藩は多くの藩校を運営してきた。渡辺崋山、高野長英らの江戸幕府外交への批判に対する蛮社の獄などは、当時の体制側にとっては、当然の反応であったろう。また、『解体新書』の翻訳に始まる、わが国への西洋医学の導入に対する漢方医学側の反応の激しさも、理解困難なことではない。漢方医学に引き継がれてきた〝五臓六腑〟の概念に、漢方医が長く疑義を抱いてこなかったのも頷ける。

これで、ミュルレルがみた、東校での学生と教師の教室内での様子、学生の医学知識の実態が理解されてこよう。大学当局は、二人のドイツ人医学教師に、日本人教師と同じように、わが国の伝統的な教育法の中での、教師の役割を期待したのである。朝から夕方まで、読書している学生のいる教室に侍り、英語で学生の質問に答え、個人的に講義をするようにと。

（註1）明治新政府は、慶応四年六月、旧幕府の教育機関である昌平坂学問所、開成所、医学校の三つを接収した。明治二年、お茶の水の昌平坂学問所を、文部省の役割をもたせながら、皇学と漢学を教える施設として大学と命名した。現在の神田学士会館あたりに位置した開成所には社会と人文の教育を担当させ、大学南校と呼称した。医学校は神田、和泉橋の旧藤堂藩邸にあったので、大学の東に位置し、大学東校とよばれた。新政府は三施設を再発足させ、政府のための人材育成を急いだ。しかし、大学での国学者と漢学者の論争に端を発し、ついで国・漢学者が組んだ反洋学重視論に拡大した。明治四年七月、政府は大学を閉鎖し、新たに文部省を設置し、大学の冠をとって南校、東校を残した。東校は呼び名こそ度々変わったが、医学部への、南校は度重なる変革を経て、法、理、文学部への歩みをかさね、明治十年両者が合併し東京大学となった。

（註2）ベルツの住んだ外国人教師館十二番館　先に紹介した、相良知安の記念碑の立っていた池之端門の上の丘及び、〝ベルツの庭石〟と先の大学キャンパス図面に記入されていた部分を含んだ広い場所が、ベルツが住んだ旧加賀邸内の御雇外国人教師館十二番館の跡である。磯野直秀『モースその日その日―ある御雇教師と近代日本』には、明治十年頃の加賀邸内、御雇外国人教師館が、番号を付けて、大学構内図面上に示されている。十二番館は先述の位置に、予想通り広大な広がりをもって示されている。森まゆみの『明治東京畸人傳』、鹿島卯女の『ベルツ花』、上記磯野直秀の書籍のいずれにも、『ベルツの日記』に書かれている明治九年六月二十六日付の彼の書簡が紹介されている。帰国直前のヒルゲンドルフが住んでいた十二番館にベルツが客分として迎えられ、したためたものである。「将来わが家となるこの家は坂の上にあって、そのすその大きい『不忍池』には無数のハスの花と、かわいい朱のお宮があります。向うの丘の眺めもすばらしく、そこは古い美しい『上野』公園で、今をさる僅か八年（！）前に維新の役の決戦が行われたところです。この家の庭は、老木の木立があって非常に美しいので、これを自分の趣味どおりにしつらえることのできる日を今から楽しみにして待っています」。この書簡から、当時の、十二番館の地形、周囲の風景、そして、

ベルツがこの家に住むことに満足していたことがうかがえる。また、前述の、庭に置かれていた庭石もたいそう好んでいたようである。なお、西側に接する十三番館には、スクリバが住んでいた。

ついでながら触れておくが、上記各書籍には、当時の加賀邸内にあった、一番から十六番の御雇外国人教師館のことが紹介されている。モース著、石川欣一訳『日本その日その日』には、モースが住んだ御雇外国人教師館五番館の彼が書いたスケッチ、またその内部の描写が掲載されている。彼は日本人の建てた西洋風の建物と表現しているが、かなり大きなものであった。

東京大学医学部関係者の資料では、ベルツの住んだ場所を御雇外国人教師館二番館と記載している（「ベルツ先生追悼の夕べ」日本医事新報第709号、石橋長英『現代に生きるベルツ』）。

相良の弟、元貞は、明治三年に大学東校から派遣された十三名の留学生の一員として、ドイツに医学留学した。体調を崩し、ライプチヒ大学病院に入院し、この時ベルツの親切な診療を受けた。これが機縁で、ベルツの来日が実現した。当時、ベルツは経済的に恵まれていなかった。日本赴任は相良のお陰であると常々感謝していたとのことである（石橋長英『現代に生きるベルツ』）。なお、真鍋嘉一郎は、ベルツが東京大学医学部卒業生のために、独自に創設した奨学金を授与されドイツに留学している。三浦、入沢両教授が選考委員を務め、このほか、高木憲次、栗山重信、緒方知三郎、荒井実の諸氏がこの奨学金を受けて渡独している。

なお、明治四年来日したミュルレル、ホフマンは、宗田一『図説・日本医療文化史』によると、上野公園内の西郷隆盛の銅像の東側と思われるが、上野車坂（下谷車坂）の上の四軒寺の北から二番目の地（見目院立退跡）の教師館に居住した。おそらく寺を改造したものであろう。その左半分にミュルレル、右半分にホフマンの家族が住んだということである（図3の②）。当初は、上野の森の中に、大学を作る計画があった（『幕末から廃藩置県までの西洋医学』）。

3 明治四、五年の医学校の変革

明治四年、五年度の東校に関する情報は最も乏しい。文部省年報は明治六年が第一報である。入手しうる東京大学医学部年報、東京大学医学部一覧にも、この時点の記録はない。当時の在学生の日記などの存在も聞かない。いろいろ問題はあるが、石黒忠悳の『懐旧九十年』、鈴木要吾の『蘭学全盛時代と蘭疇の生涯』に加え、先に紹介したミュルレルの論文が主要なソースとなる。

もう一つ理解を難しくしている要因は、ミュルレルの記録は陽暦で、わが国の事績は陰暦で記述されていることである。明治五年十二月三日、すなわち明治六年一月一日以降はわが国も陽暦になるから事態は簡略になる。

わが国のいずれの書でも、廃藩置県は明治四年七月十四日と記述され、その四日後の七月十八日に文部省が設置されている。これらを陽暦でいえば、前者は八月二十九日、後者は九月二日となる。偶然のことであるが、ミュルレル来日六日後に廃藩置県が実施され、十日後に文部省が設置されたのである。これらの日本政府の変革については、ミュルレルは特に記述はしていない。彼は、先にも述べたように、来日後速やかに学生、教師を含めての東校での医学教育の実態を分析する行動を開始している。ここでは来日直後からの学生への講義ぶりを紹介しよう。

前述した、優秀と推薦された学生への小テストの結果から、学生及び教員には不評であったが、全員を対象に解剖学の講義から始めることに決定した。九月四日、初めての解剖学の講義には約百四十名の学生が出席した。相当数の学生が授業中に姿を消したという。はじめは、ホフマンと二人で、週十二時間、講義を行った。後半には、学生、教師の反応もみた上での判断であろうが、診断学、包帯学、調剤学なども併行して講義している。

講義は驚くほど徹底的に行われた。ドイツ語の通訳ができる人材は、司馬凌海中教授のみであったためであろう、司馬が英語のできないホフマンの通訳を担当し、三宅秀大助教がミュルレルの英語での講義を通訳した。

ミュルレルは講義に際し、専門的名称、表現をドイツ語で黒板に板書し、通訳に一節ごとに訳させた。当然発音も教えたのであろう。彼は通訳に彼の書いた講義原稿を渡し、さらにそれを補習教師にも与えた。補習教師も講義への出席が求められていたのであろう。この教育法を、当初、彼は彼の全講義に取り入れた。

補習教師は、幕府医学校でも教員であった桐原、足立大助教である。ミュルレルの講義に続いてその午後、学生に講義を正確に理解させるよう、補習教師に何度も質問させ、不明確なところがないように補習を行わせた。

さらに、各土曜日ごとに試験を行い、前述のような努力による講義内容がどの程度咀嚼され、理解されたかを確かめるよう心がけた。この時、ミュルレル自身が学生に縦横に質問を浴びせ、また逆説的な説明をして、暗記することを主体としてきた学生の思考力を鍛えることに重点を置くようにした。

自学、自習を主とし、音読して、内容を暗記するという伝統的学習法で育てられてきた医学生はもちろん、教員にとっても、この教育法の違いは極めて大きな衝撃であったのでないだろうか。

なお三宅は文久三年、幕府の遣欧使節団に随行し、幕末には年余にわたり横浜でヘボンら米国人医師につき、英語及び医学の教育を受けた。続いて東校に呼ばれるまで、金沢藩医学校で教師として、英語で講義をしていた。

司馬は長崎でのポンペの医学教育で、オランダ語の通訳の役割を果たしている。維新後、築地に居住したドイツ人に、語学的趣味からか、個人的にドイツ語を習っている。語学の才能に恵まれた人物で、その後開いた彼の塾（春風社）に、多くの東京医学校生が入学前に入塾している。明治五年、彼の編集した『和訳独逸辞典』が春風社から刊行されていた。司馬の筆による「序文」が、宮永孝の『日独文化人物交流史　ドイツ語事始め』に掲載されているが、氏は「当時としてみれば、相当高い水準に達している」と評している。

ミュルレルは彼らの講義をよく理解させるために、ドイツ語の通訳と補習教師を育成することも焦眉

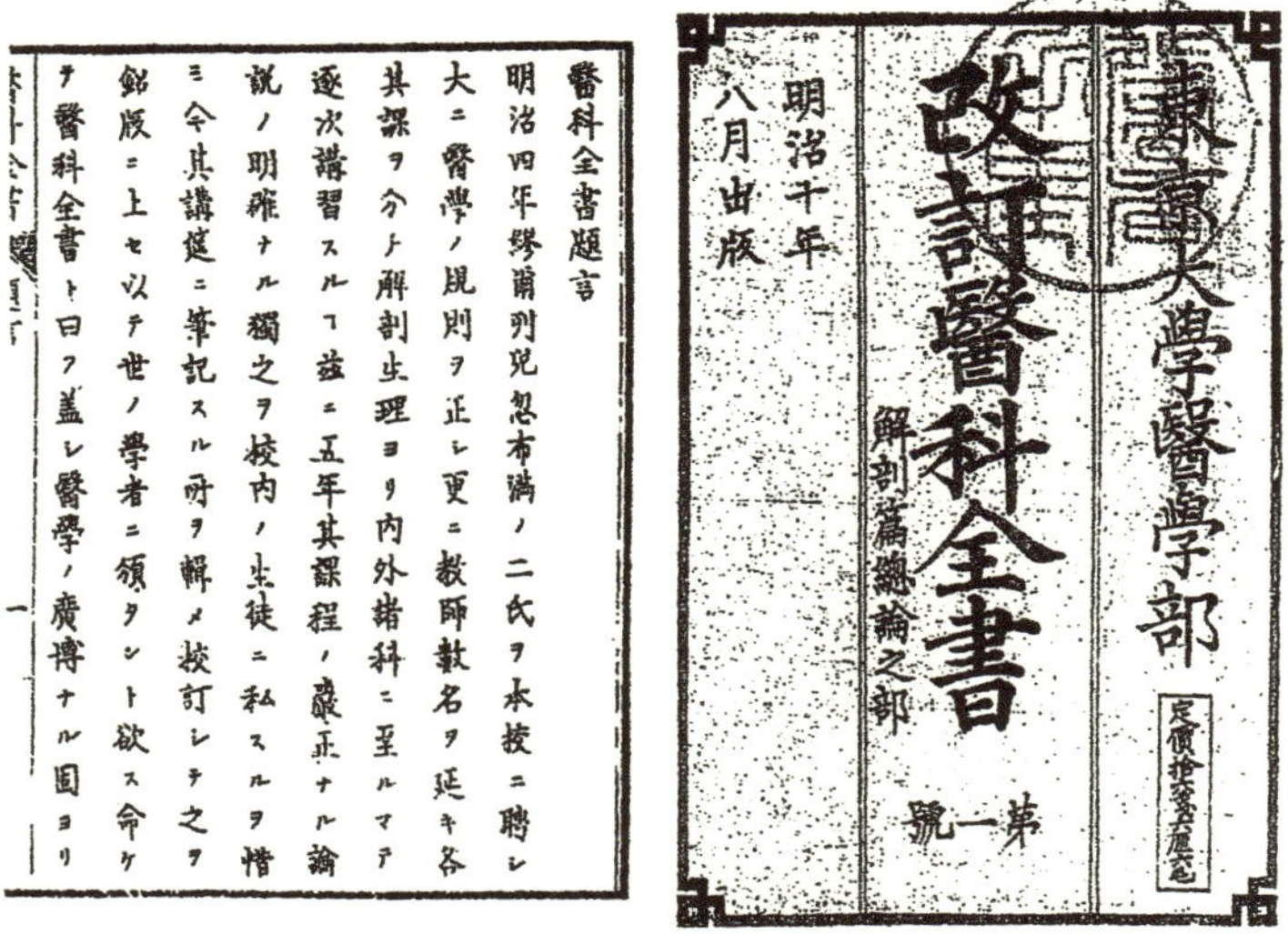

東京大學醫學部
改訂醫科全書
解剖篇總論之部
第一號
明治十年八月出版

醫科全書題言
明治四年繆爾列兒怒布滿ノ二氏ヲ本校ニ聘シ
大ニ醫學ノ規則ヲ正シ更ニ教師數名ヲ延キ各
其課ヲ分チ解剖生理ヨリ内外諸科ニ至ルマテ
逐次講習スルコ茲ニ五年其課程ノ嚴正ナル論
説ノ明確ナル獨之ヲ校内ノ生徒ニ私スルヲ惜
ミ今其講筵ニ筆記スル所ヲ輯メ校訂シテ之ヲ
鉛版ニ上セ以テ世ノ學者ニ須タシト欲ス命ケ
テ醫科全書ト曰フ蓋シ醫學ノ廣博ナル固ヨリ

図４　ミュルレルの講義から編集された『醫科全書』
『醫科全書　解剖篇』東京大学医学部編より
（国立国会図書館近代デジタルライブラリー所蔵）

の急と努力をしている。優秀な教員六名を選び、毎日一ないし二時間、東校にあったイギリス人のためのドイツ語学習用の文法書を使い、ヒアリングも含め教育を進めている。この時、日本人はｒ（アール）とｌ（エル）の音の違いを識別できないとすでに認めている。

なお、ミュルレルから通訳に渡された彼の講義の原稿は日本語に訳され、後日『醫科全書』（図四）として刊行され、学生のみならず開業医師にも広く読まれている。国会図書館の近代デジタルライブラリー上で本書を検索できる。もっとも、ミュルレル自身は、日本人が彼の許可を受けることなく刊行したもので、この原稿を校閲していないといっている。

文部卿大木喬任は学制改革のためと称して、明治四年九月二十五日、陽暦十一月二日に、東校、南校を閉鎖し、両校寄宿生の退寮を命じている。学制改革に直接関係はないが、岩倉使節団が米欧回覧の旅に出たのは、十一月十四日、陽暦で十二月二十五日である。

南校には、約五百五十名の寮生である貢進生、すなわち各藩からの給費生を含め、千名を超す学生がいた。東校は貢進生であったかどうか明らかでないが、東寮、南寮、北寮に入寮していた、前述した親子、孫と揶揄されていた医学生が当初はほぼ三百名いた。寮生は、速やかな退寮が求められ、帰郷など遠方への移動は禁止された。学制の改革のためとはいえ、極めて思い切った命令であり、大きな事件である。

閉校後十一月―十二月の間に、ミュルレルとホフマンの意向が強く反映され、東校では種々の改革が行われたと、『東京大学百年史　通史一』（222頁）に記述されている。陽暦で明治四年の年末から五年の初めにかけてのことである。ミュルレルは、このあたりの時間的経過に関しては特に言及していない。

前述してきた、ミュルレルの東校についての、すなわち学生、教員、教育に関する詳細な観察、分析、ホフマンとの解剖学から始まった入念な講義は、彼の来日から東校閉鎖までの、七十日の間に行われたものであろう。

この閉鎖に合わせたのであろう、ミュルレルは明治四年十二月に、大木文部卿の了解を得て、彼らの講義に対する理解度をもとに、学生の質を評価する試験を行った。三分の一の学生は満足できる進歩を示し前途有望と考えられたが、残りは教えを受けた漢方医学の殻から抜け切れず、年齢の問題もあり、今後の新しい教育には馴染めないと評価され、五十九名だけが合格と判定された。

大木文部卿の、突然の東校、南校の閉鎖、速やかな退寮という命令も厳しいが、ミュルレルが東校の学生を五十九名に絞ったこともまた厳しい処置である。大木がミュルレルにどのように接し、どのように話したかは記録としてみつけることはできなかった。しかし、ミュルレルは、「所轄当局の大臣大木文部卿は、我々に対して極めて好意的だった。学校が実際に所期の進展をなし上述の如き諸困難が次第に克服されたのは、就中かれの強力な支持のお陰であった」と記述しているから、大木は、ミュルレルの考え、行動に反対はしなかったものと考えられる。いやむしろ積極的に支持していたと考えられるふしもある。

ミュルレルと同じ頃、南校教師として来日したアメリカ人スコットは、アメリカで師範学校教育に経験を持っていた。大木は、彼を当時小学校教師養成の目的で企画されていた東京師範学校に招聘している。このスコットに、大木は「米国でやっている通りにやってくれ、少しも日本の国情など斟酌する必要はない」と教員養成を依頼している（文部省『学制八十年史』）。スコットは、当時アメリカの小学校で使用していた教科書、教具、機械らいっさいを取り寄せ、それらの到着を待ってアメリカ流に小学校教育を行い、日本人教員に見学させて、いかに小学校教育を行うかを教育した（森重雄『モダン・アン

スタンス　教育のアルケオロジー』）。

大木は、ミュルレルに対しても基本的にはスコットへとった態度と同じものであったと考えて間違いはなかろう。

初代の文部大輔江藤新平、その後を継いで文部卿に就任した大木は、学校教育は「西洋ノ丸写シ」で、という考えをもっていた（毛利敏彦「学校教育は〝西洋ノ丸写シ〟で」学士会会報№８３６）。どうしてこのような考え方にいたったのかは明らかでないが、大木は欧米の教育について、相当な認識を当時すでに備えていた可能性はある。福沢諭吉は、西洋の教育、特にロンドン、キングスカレッジの詳細を『学問のすすめ』の中に記述している。幕末、和蘭に留学する機会を持った、当時文部中教授に任命されていた内田正雄は、明治二年『和蘭学制』を翻訳刊行している。また、森有礼は明治三年外交官（少弁務使）としてアメリカに赴任、幕末にアメリカに密航していた新島襄と協力して、精力的に、アメリカの教育制度を調査した。これらの情報は、逐次日本政府に送られていた。

幕末長崎に滞在し、佐賀藩と関係の深かったフルベッキは、明治二年から上京、当時南校教頭の地位についていた。初代文部大輔江藤、初代文部卿大木は彼から欧米の教育につき情報を収集していたことも十分考えられる。

南校、東校の閉鎖に象徴される明治四年の学制改革といい、これら外国人の受け入れ方といい、当初の文部省指導者は、幕末、維新を営々として西洋医学、洋学を守ってきたいわゆる洋学者達より、新しい日本の教育を企画する上で、古い伝統から脱し、一歩先を進んでいたのでないだろうか。

ドイツ式医学教育カリキュラムの導入

ミュルレルの来日直後から進行した、わが国にとっては極めて大きな出来事であった廃藩置県、文部省の創設、学制改革、東校の閉鎖、これらに対するコメントは、前述したように彼の論文には全くみられない。日本政府の変革などより、彼が依頼された医学教育導入の計画遂行が一番の関心事であり、これらは彼にはとりたてて障害にはならなかったということであろう。

『東京大学百年史 通史一』（223頁）には、「閉校に伴う全生徒の退学を機に、優秀な者のみを再入学せしめ、年令の高低に応じて本科、予科に配した」と記述されている。その選考基準は明らかでない。ミュルレルの前述した学生の選抜試験は、いずれはその実施を必要とされるものであったから、東校閉鎖の機会に実施したものであろう。前述のように、ミュルレルのそれによると、合格者は五十九名である。上記通史によると、再入学が許された学生は、本科内員生五十、予科内員生六十三、外員生九十六、通計二百九名である。

ドイツ人医学教師赴任の条件として、「招聘ドイツ人教師は、文部卿の次に立ち、日本人教師の指示は受けない」ことが日本側に受け入れられていたとはいえ、ドイツ人・日本人教師の間で見解の異なる問題が多々あったことと考えられる。前述の学生の選抜などもその一例であろう。東校規則の大幅な改革なども簡単に行われたとは思えない。まして、伝統的教育法に固執してきた、誇り高い東校の教師達である。しかし、このあたりの事情は、日本側の資料には皆無である。ただ、ミュルレルが、来日六ヶ月目頃、前述の赴任の条件をドイツ公使を通じて、政府に再度確認の申し入れをしたという東大側の記録がある。日本人教師達は、必ずしも彼らのいうままになってはいなかったことを裏書きしよう。

これらの事情を考慮に入れても、再開校の時期は早くても明治五年初めであったろう。東京大学関係資料には、明治四年十月開校というものもある。ミュルレルは、再開校の日時についてはなにも記述していない。

ミュルレル、ホフマンは、明治五年に入ってからと考えられるが、全く新しい東校規定及びカリキュラム（表三）を定めた（これは、ミュルレルの「東京―医学」から引用、改変した）。就学年限は本科五年、予科三年、本科生四十名、予科生六十名の入学を許し、入学は毎年一回九月とし、入学する学生の年齢は十四歳から十九歳とした。五官に欠陥のない健康体であること、教育レベルとして年齢相応の和漢の一般的素養を求めている。なお、五年七月には本科五年、予科二年の計七年に改められている。この変更の時点のみが上記通史に記録されているが、八年度には、再び予科三年に変更されている。

この新東校規定で初めて、いつでも、何人でも、どんなレベルの希望者でもという伝統的な藩校、寺子屋に通ずる応募規定は消え去った。

表三に示したカリキュラムが、ドイツの医学教育法をモデルに造りあげられたのは事実であろう。極

表3　ミュルレルらによる新東校カリキュラム

・**第一学年、予科初級クラス**
ドイツ語、算術、一般地理、漢学および国学の継続的研修（すでに別途ドイツ語の授業を受けた者はこの学級を省略して次の学級に進むことができる）
・**第二学年、予科中級クラス**
ドイツ語、算術および幾何、地理および歴史、ラテン語初歩、自然科学入門
・**第三学年、予科上級クラス**
ドイツ語（とくに自然科学用語の書き方や用法）、ラテン語、数学、物理学、化学、自然科学
・**第四学年、本科第一学期、第二学期**
解剖学、ドイツ語、ドイツ語作文、ラテン語、数学、物理学、化学、自然科学
・**第五学年、本科第三学期、第四学期**
解剖実習、生理学、外科総論、ドイツ語
物理学ならびに化学および一部その実験、自然科学、顕微鏡実習
・**第六学年、本科第五学期、第六学期**
病理学および治療の総論と各論（内科総論と各論）、薬剤学、外科各論、外科手術、臨床診断法
・**第七学年、本科第七学期、第八学期**
外科および内科臨床・聴診を含む外科および病理学
各論の中から選ばれた特定章節、眼科、随時病理解剖および手術実習
・**第八学年、本科第九学期、第十学期**
医師としての各種臨床実地訓練、病院ならびに外来における実地作業、復習講義、試験

［ミュルレル「東京―医学」より引用、改変］

めて近代的なものといえよう。

各学年末に学科試験を行い、これに合格しないと次の学年へは進めず、落第した者は旧学年に留年する。全学年を終えた後に行われる大試験に合格した者には、あらゆる医学関係の官職につく資格を証する合格証書が与えられる。

第五学年、すなわち本科二年までドイツ語の授業があり、ドイツ語で教育をするという意志を鮮明にしている。ミュルレルらは、どの生徒も三年たてば通訳なしでドイツ語の講義がわかり、五年後にははっきりかつ正確に口頭でも筆記でもドイツ語で表現する力がつくことを目標にしたといっている。一方、予科初級クラスの生徒に、漢学及び国学の継続的学修を課しているのも注目される。もっとも、明治八年度の文部省第三年報によると、授業科目としてのドイツ語は予科三年で終了し、本科では存在しない。もちろん、医学の講義は、ドイツ語でなされている。また、予科三年での国・漢の授業もなくなっている。医学学修希望者での、入学前のこれらの教育が改善されたのであろうか。

先に紹介した、ミュルレル来日以前である明治二年の、そして三年に改訂された大学東校規定（表一）と比較すれば明らかであるが、学年・学期を単位とする近代的教科課程の東校への導入は、当時の日本人には驚くべき提案であったのではなかろうか。

当初ミュルレルは、大学に入る前の進学課程として医学部前の七年、大学医学部における五年の教育期間、その研修を終えた上で本人の能力と学校の必要を勘案して、卒業生を個別的に三年間ドイツに留学させ講師の資格をとらせることを計画していた。ミュルレルらの案を聞いて、日本人教員達はそんな長期の修学期間はとても考えられないと大声をあげて驚いたり、嘲笑うように爆笑したという。

東京大学医学部は、彼の案通り、彼の来日後八年目の明治十二年、卒業生三名をドイツに医学留学生として派遣した。時代の変遷を考えれば、平成の現在のわが国の医学教育課程と大差はない。ミュルレルの考えは、極めて先見性を備えていたといえよう。

幕末、維新を通じて、西洋医学、洋学を守り、維持してきた医学者、洋学者達は、むしろ保守的であった。明治二年に立ち上げ、三年には早々に改訂した大学東校規定、いや南校規則も、対象とする学問こそ違え、皇学、漢学者達が年来固執してきた伝統的教育法と変わるものではなかった。加えて、彼らが維持してきた独自の教育法に新しい光を当ててみることもなく、固執した。

文部省を設立当初から動かしてきた大木喬任、その先任者であった江藤新平ら当時の新政府を担った関係者は、五ヶ条の御誓文を文字通り具現していたというべきなのであろうか。

東校、南校の教師達が西欧の医学教育に全く無知であったとは考えられない。長崎の精得館で、ポンペは安政四（一八五七）年から、当時の近代的、系統的なヨーロッパの医学教授法で医学生を教育した。前著で紹介したが、適塾から長崎ポンペのもとに遊学した長与専斎は、適塾とポンペの教育を比べ、自伝『松香私志』に次のように記述している。「つらつら学問の仕方を観察するに、従前とは大なる相違にて、極めて平易なる言語即文章を以て直ちに事実の正味を説明し、文章章句の穿鑿の如きは毫も歯牙にかくることなく、病症・薬物・器具その他種々の名物記号等の類、かつて冥捜暗索の中に幾多の日月を費やしたる疑義難問も、物に就き図に示し一目瞭然掌に指すが如くなれば、辞書の如きはほとんど机上の飾り物に過ぎず。日々の講義を良く理解しよく記憶すれば、日々に新たなる事を知り新たなる理を解し、また一字一章阻礙することなく坦々として大道を履むが如くなりき。」

ポンペの講義は、通訳に渡されたポンペ自身のメモ、医学生のノートを基礎に、講義録として残されている。その代表が、松本良順がポンペの講義に基づいて作成した『朋百医学七科書』である。膨大な量のもので、物理、化学、解剖、生理、病理、内科、外科と系統的に講義されている。非常に精力的な五年間の教育であった。日本初めての医師による、学生への供覧を目的とした人体解剖まで行っている。さらに、それまでのわが国の教育ではありえなかった、学生の学識、医療技術レベルの評価までしてみせている。

第二代目幕府医学所頭取の緒方洪庵の急な逝去で、松本良順が三代目頭取に就任した。彼は長崎で体験したポンペの医学教育を、『朋百医学七科書』を用い、幕府医学校に導入しようとした。この試みは、前代頭取の弟子である当時の医学所教員達に、徹底的に反対された。「良順はオランダ語が読めないから、ポンペ式の教育に固執している」とまで罵声を沿びせられた（池田謙斎著、入沢達吉編『回顧録』）。

明治二年の大学東校規定をあたかも自分が作り上げたかのように書いている石黒忠悳が、自分で写筆した『朋百医学七科書』を傍らに撮った写真を、自伝『懐旧九十年』の巻頭に掲げている。

長崎の医学教育は、幕末の影響を受けたが、ボードウィン、マンスフェルトにより維新まで持ちこたえられた。慶応四（一八六八）年、長崎裁判所判事井上馨らの支援で、長与専斎、マンスフェルトは、東校に先んじて基礎科学を組み込んだ予科、それに続く本科を設定した。長与は終始マンスフェルトと教育に当たり、医学教育はいかにあるべきかを十二分に理解したと、その体験を『松香私志』に記している。

明治四年七月、長与専斎は新政府から東京に呼び出された。これはマンスフェルトと彼とで作り上げた、長崎での新医学教育が評価され、大学東校の改革に彼の協力が期待されたからである。しかし、教員達の閉鎖的態度から、彼は大学東校への参加を辞退、欧米の医療制度研究のために、同年末の岩倉使節団に一員として参加している。維新以来、マンスフェルトと長崎で、ヨーロッパ式医学教育の導入に努力してきた長与にとっては、欧米の医療制度視察を目的とした使節団への参加は、極めて魅力的なものであったろう。当時の政府有力者、井上馨、伊藤博文らに積極的に交渉して、その参加を実現させている。

戊辰戦争で新政府に大きく貢献したイギリス人医師ウィリスを、病院長・医学教師に招きながら、彼を活用しえなかったのも、大学東校教員に大きな責任があったのでなかろうか。

東校の教員達は、安政四年から十年余にわたり、西洋医学を学び、目にし、体験する機会を持ってきた。それでもなお自分たちの、いや日本的な、伝統的な教育法に固執する固陋な教員達であったのである。

日本人教員にとっては耐えがたい契約条件ではあったろうが、ミュルレルが来日しなかったら、今日の東京大学医学部の誕生、いや日本のそれは難しかったのでなかろうか。

旧藤堂邸内東京医学校の改築

あの頑固なミュルレルが、固陋な日本人西洋医学者である東校教員に唯一譲歩したのは、明治四年九月二十五日、陽暦十一月二日の東校閉鎖後に、再選抜を求められて、改めて再入学を認めた学生の数でないだろうか。

ミュルレルは、前述のように、来日後、東校の一時的閉鎖まで約七十日間実施した講義を対象として、明治四年十二月に試験を実施した。彼の講義に対する理解度、能力、そして年齢、今までの学歴などを参照して、合格者を五十九名とした。一方東校側教員は、維新後のわが国に一人でも多く、可及的速やかに、西洋医学の素養を持った医師を増やしたいという政策的方針もあったのであろう、学業成績に年齢などを加味したとしているが、先に述べたように、本科内員生五十、予科内員生六十三、外員生九十六、計二百九名を復学させた。

学校履歴（大久保利謙「明治初年医史料」中外医事新報1217号）には「此時一旦閉校、生徒ヲ退

ケ、其粋ヲ抜キ再ヒ入学セシメ、妙齢ナル者ハ預科ニ入ラシメ、壮齢ナルハ直チニ本科ニ入ラシメ、預科ニ入ル者ハ七年ヲ約シ、本科ニ入ル者ハ五年ヲ約シ……」の記述はみられるが、外員生についての明らかな説明はない。『東京大学百年史　通史一』（224頁）によると、外員生とは先の変則生に当たり、「外員生タリトモ優等ノモノハ臨時試問ノ上内員生ニ加フ可キ事」と新たな規定を設けている。そして「教師（ドイツ人）ノ講義ニ陪シ教官（日本人）ノ復講ヲ聴カシメ」たが（同上245頁）、これらの学生は、学力の不足と高年齢のためか、明治七年までに医院あるいは府県に採用されて東校から消滅し（同上279頁）、外員生の制度自体もなくなっている。

すでに廃棄されることになっていたであろう明治三年の大学東校規定（表一）、すなわち、年齢の若い〝本真学科ノ次序ヲ踏ミ卒業ニ至ル正則生〟と、年齢が進み〝厳密ニ之ヲ踏ムニ遑ナイ変則生〟の定めが復活されていたのである。しかし、正則生も、年齢により予科内員生と本科内員生とを区別した。この東校の対応に対してドイツ人医学教師達がどのようなコメントをしたのかは、ミュルレルの論文にもその記述はない。

なお、ミュルレルによって決定された教育の方針は不変であったが、東校は、明治五年八月第一大学区医学校、同七年五月、東京医学校と改名され、同十年四月、開成校と合併して東京大学医学部となっている。

鈴木要吾の『蘭疇の生涯』に、佐藤尚中が大学大博士として東校に務めた時代の、北寮、南寮の寮生

表4　北寮、南寮からの卒業生

●北寮
東京医学校、明治九年卒業
　印東玄得、宇野朗、岡立郷、柳下貞橘
　桜井郁次郎、吉田貞準
東京大学医学部、明治十二年卒業
　梅錦之丞、佐々木政吉、清水郁太郎
東京大学医学部、明治十三年卒業
　長尾精一、浜田玄達
東京大学医学部、明治十四年卒業
　菊池常三郎
鉄門名簿に名なし
　丹波敬三、福田準一、小山内健
●南寮
東京大学医学部、明治十二年卒業
　片山国嘉、河野衢、佐藤一之助、清野勇、
　進藤二郎、神内由己
東京大学医学部、明治十四年卒業
　中浜東一郎
鉄門名簿に名なし
　片山吉則、町田仲

［鈴木要吾『蘭疇の生涯』より引用、改変］

の名が全員ではないが残されている。北寮は、藤堂藩邸の外、旧幕府医学所跡にあり、長谷川泰が舎監を務め、寮生は子供の医学生とからかわれた比較的若い学生達である。南寮は藤堂藩邸内に位置し、土岐頼徳が舎監で、孫の世代と揶揄されて呼ばれた最も若い医学生が寮生であった。表四に示すように、その中から明治九年、十二年、十三年、十四年の卒業生が出ている。

明治九年に東京医学校を卒業した印東玄得、宇野朗、岡立郷、柳下貞橘、桜井郁次郎、吉田貞準が北寮に居住していた。同年卒の山崎玄脩、長谷川順次郎、十二年卒の石黒宇宙治の三人は共に新潟出身で、北寮舎監長谷川泰の亡くなった父親、医師の長谷川宗済の内弟子であった。宗済の死で泰を頼って上京している。彼らの寮は明らかでないが、泰の北寮に居住したのではないだろうか。明治三年大学東校入学者である。明治五年当初、本科内員生に組み分けられた学生達であろう。明治十二年、東京大学医学部を第一回生として卒業した北寮在住者の佐々木政吉は、幕府医学所時代からの学歴をもち、当時の予科内員生の一人であろう。梅錦之丞は、明治三年大阪医学校に入り同五年同校助教授になり、明治六年第一大学区医学校に、清水郁太郎は、明治五年まで南校でドイツ語を専攻、十一月に東校に転校している。南寮居住の十二年卒の中で、東校教師足立寛の学僕として上京した片山國嘉、静岡学問所で戸塚文海の医学教育を受けた清野勇、九年卒の静岡出の宇野朗、山崎泰輔と、先に紹介した長谷川順次郎らの新潟出と同じように、静岡出も目立つ。十三年卒榊俶も寮は不明だが幕臣で、幕府開成所で英語、数学を学び、維新に際し静岡に移動し、藩学問所で幕末に幕臣としてイギリス留学した外山正一の指導を受け、さらに沼津小学校の全課程を終えて、明治五年に東校に入学している。明治十三年卒業者としては、北寮に浜田玄達がいたが、彼は緒方正規、弘田長らとともに、はじめは熊本医学校でマンスフェルトの指導を受け、ともに明治四年に上京、東校に入学した者である。熊本医学校で北里柴三郎と同級であった。明治五年に入学した者は、ミュルレルによる新学則の制定、それによる東校からの初めての公募に応募し、新しい入学試験を受けて入学した者である。なお、表四に示した東京大学医学部〝鉄門名簿〟に名前がない寮生は、途中病気か、あるいは他の理由で方向転換したものであろう。後述するが、このような学生も少なくない。

三番目の寮、東寮は、藤堂邸内に位置し、石黒忠悳が舎監を務めた。寮生は親の世代、老人組と呼ばれた年齢の進んだもので、石黒が述べているように漢方医学の教育で育ち、すでに藩医の経験をもった者である。石黒忠悳の『懐旧九十年』には、全員とは考えられないが、仙台藩の中目齋、石田真、岡山藩の石坂惟寛、小倉藩の石原省三、熊本藩の行徳文卿、津山藩の山上兼善、松本藩の小松惟直、浜松藩の内田正、高鍋藩の豊川豊敏らの名があげられている。彼らは外員生として残った者と、東校の閉鎖とともに大学を離れた者とに分かれたと考えられる。

さて、その詳細が十分に記録されていない旧藤堂邸にあった東校の改築について述べる。

ミュルレルが述べているが、「この学内の組織編成と同時に、教室の設備改善が、われわれの果たすべき当面の仕事になった。襖や障子はガラス戸に取替えられ、教室は非常に明るくなった。机や椅子が備えられ、生徒はもはや床に胡座をかいて坐らなくてもよくなった。部屋はストーブで暖められるようになり、半円形雛壇式の解剖学教室や臨床講堂が造られた。……すべてできるだけヨーロッパ式に近いように改造したのである」。教室、病室として使われていた旧藤堂邸内の襖、障子で区切られていた各部屋を、改造したものである。当時の医学生、教師にとっては、明治維新にも劣らない大きな改造であったろう。

鴎外が『ヰタ・セクスアリス』の中で、ドイツ語ができず、ドイツ人教師に黒板（塗板としている）の前に立たされた学生のことを書いているから、もちろん、この時黒板も導入されたのであろう。石黒忠悳は、幕府の医学所ですでに黒板を使っていたように書いているが、明治四―五年の医学校、師範学校の整備の時に、一斉教育のシンボルである黒板が、わが国に導入されたと考えるべきでないかと思う。

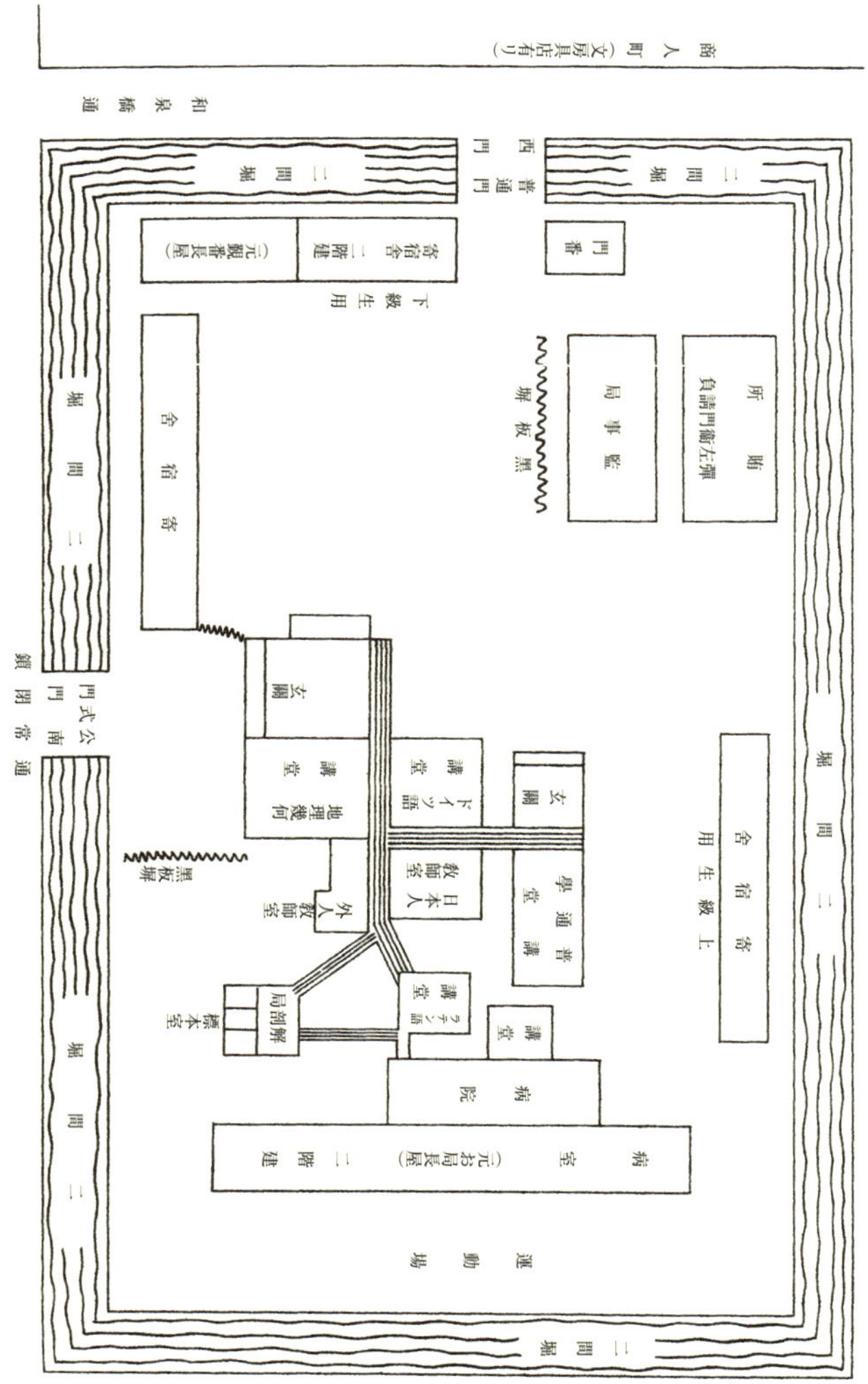

図5　旧藤堂藩邸内の東京医学校の図面（明治6—7年代）

平成十八年秋、東京大学付属病院で、明治時代の医学部の写真が展示されたが、明治三十年代の初めでも、教室の大きさに比べると黒板の大きさは極めて貧弱である。

明治十七年東京大学医科大学卒業の岡文造が『東京帝国大学法医学教室五十三年史』に書き残した東京医学校（明治六―七年代）の図面（図五）が、改造された東校校舎の見取り図であろう。改造前の大名屋敷、藤堂邸の図面は入手しえないから、どの程度の改造であったのかわからないが、かなり大幅なものであったろう。それにしても、病室、外来、諸講堂、寄宿舎と、大名屋敷の改築としてはうまくとりまとめた改造といえるのでないだろうか。明治四年の後半から五年の間と考えられるが、奇妙なことに、この改築がいつ行われたか、どこにもその記録がない。

大学東校時代は、邸内には東、南の学生寮があり、北寮は前述のとおり、和泉橋通りを二路地ほど北に行った旧幕府医学校にあったから、この図の三寄宿舎のうちの一つは、この改造の機会に新しく作られた可能性がある。

なお、われわれが結核の病理を親しく教えていただいた岡治道教授は、岡文造の子息であられた。

4 動き出したドイツ人医学教師

後続ドイツ人医学教師

明治五年の東校再開時には、東校当局が選抜した、九六名の外員生、七年の医学学修を課した六三名の予科内員生、年齢が進んでいたため五年のそれを課した本科内員生五十名が在学したわけである。ミュルレル、ホフマンは自分たちが提唱した、本科及び予科の授業を始めたはずである。これらの学生が予科の何年生に、また本科の何年生に振り分けられたか、記録をみつけ出すことはできなかった。ともかく明治四年、来日以来約七十日間、先に紹介した解剖学、包帯学などの講義をしたが、予科の講義はこの年からがはじめてである。

ミュルレルは、当時日本にいたシモンズとワグナーに予科の教師を依頼した。シモンズはラテン語とドイツ語を、ワグナーは物理、化学及び数学を担当した。シモンズはキール大学とテュービンゲン大学を出た、来日間もない人物といわれている。ミュルレルは、一八五九年に来日し、長く横浜の十全病院に勤めたシモンズとは異なると特に明記している（ミュルレル「東京―医学」35頁訳注）。どのような経緯で来日したのか明らかでない。当時ワグナーは南校の教員であり、明治六年のウィーンの万国博覧会で日本のため大いに貢献した有能な人物といわれている。東洋で初めてのドイツ式医学教育は、ミュルレル、ホフマンにシモンズ、ワグナーの四人で開始された。

日本政府は、ミュルレル、ホフマンらの方針を全面的に承認したと考えられるが、明治五年七月、下記のような布達第十二号（『東京帝国大学五十年史』３８７頁）を発している。

「明治四年七月以来本校エ獨乙國教師両名御雇ニ相成歐洲ノ高上ナル學校ノ規模ニ擬シテ醫術ヲ進メンガ為メニ豫科教師数名ヲ雇ヒ羅甸語独逸語算術點窮理學ノ初歩等ヲ教授セシメ期スルニ二年ヲ以テス二年ノ終リ其成績ノ判然タルモノヲ擧テ本科ニ入ラシムルノ規則トナセリ夫レ窮理學殊ニ醫學ノ進歩ハ特リ人身ノ健康ヲ保護スルノミナラズ人民開化ノ進歩ニ於ケル其關係モ亦鮮ナカラズ夫レ人ノ世ニアル性命ヨリ貴キハナシ至貴ノ性命固ヨリ鹵莽拙劣ノ司ルベキニ非ス故ニ入校ノ士先豫科ニ於テ二年間教育ヲ受ケシメ更ニ本科ニ入テ學ハシムル事五年間初メテ其學術ノ深淺ニ應シ歐洲ノ方法ニ倣ヒ卒業ノ免許ヲ與ヘ其學ノ等級ヲ定メ其位置ヲ得セシメントス醫學此ノ如ク至重醫ヲ學フノ士此ノ如ク至貴ナリ故ニ人ノ父母タルモノ其子孫ノ英俊ナルモノヲ撰ンテ醫學ニ従事セシムル豈ニ人世ノ一急務ナラズヤ本年十月朔日ヨリ百人ノ新生徒ヲ取リ豫科ニ入シメントス」（文章、字

句、漢字原文のまま）

ミュルレルは、はじめ予科三年、本科五年の案を提唱したが、この時は予科二年となっている。この布達に応じて、明治五年秋、先にも紹介したが、清水郁太郎、同じく南校から転校した小金井良精、静岡からの榊俶らが応募したのである。この時点では、東校は第一大学区医学校と改名されていた。はじめ、九月の学期開始を企画していたが、募集要項の開示が広く全国に行き渡りがたかったためか、応募学生数が十分でなく、学期の開始が十二月に繰り下げられた。

ミュルレルは、上記のような間に合わせの人事でなく、もちろん日本政府の許可を得ての上であろうが、五年五月、彼の基本的方針にたって、ドイツ人教師に来日の招請状を送った。

以下に述べるように、多彩なドイツ人教師が明治六年から逐次着任している。三月には、数学及び理科学教師としてコッヒウス、数学と博物学までカバーした自然科学の教師としてヒルゲンドルフ、ドイツ語及びラテン語教師としてフンク、第二陣として、七月に解剖学、組織学及び生理学の教師としてデーニッツが来日した。秋には、すでに南校に雇われていたホルツがドイツ語、数学の教師として関わっている。

日本人関係者には、なおまだミュルレルの医学教育の全体像がみえていないはずである。何人の医学生に、何人の、どのような教員が必要とされたのであろうか。

ミュルレルの月給六百円は破格としても、最低額と考えられるフンクのそれが二百五十円である。来日に際しては、支度金、往復の船賃が支給される。当時のわが国の経済状態を考えれば、極めて大胆な決断であったというべきでないだろうか。これも大木文部大臣の支持あってのことであろう。

順次、東京医学校、東京大学医学部に着任したドイツ人医学教師を、各年度の夏学期を基準に、文部省年報から紹介したのが表五である。明治七年から十四年度までは、常時十名前後のドイツ人教師がいて、すべての予科教育及び本科の医学教育を担当していた。この時点まで、日本人で、東京医学校、東京大学医学部の医学教育に関与したのは、明治九年から解剖学教授デーニッツの代役として一時的に登場し、十分にその務めを果たした田口和美、予科一年のドイツ語の初歩の場面に助教として登場した若い何人かの日本人教員だけといわれている。

ベルツの最終的離日まで、わかっているだけで全体で三十名前後のドイツ人教師が、予科、本科の教育に関与した。二十余年にわたって滞在したベルツ、スクリバ、六―七年にわたったシュルツェ、ランゲ、ランガルトの例はあるが、大体は三ないし四年の滞日で帰国している。滞日中、赤痢に罹患して死亡した教員もいた。

教員の問題で特に注目されるのは、医学部本科と予科の教員数である。明治七年までミュルレルとホフマン、これに解剖・生理を講義したデーニッツと、本科関係者は三人であった。明治八年から、外科はシュルツェ、内科はウェルニヒに引き継がれ、九年夏にはこの陣容にベルツが生理学担当として加わ

表5　ミュルレル、ホフマンに続き明治6年以降来日したドイツ人教師

明治7年夏半期
ミュルレル、ホフマン、デーニッツ（解剖・生理）
コッヒウス（理科）、フンク（独・ラ語）、ヒルゲンドルフ（数・動植物学）、
ホルツ（独・地理・数）、ランゲ（独）、ニーウエルト（化・薬）
明治8年夏半期
シュルツェ（外科）、ウェルニヒ（内科）、デーニッツ
コッヒウス、フンク、ヒルゲンドルフ、ランゲ、シェンデル（独）、
ランガルト（化・薬）、ハンゼン（薬）
明治9年夏半期
シュルツェ、ウェルニヒ、デーニッツ、ベルツ（内科・生理）
コッヒウス、フンク、ヒルゲンドルフ、ランゲ、シェンデル、ランガルト、
マイエット（独・数）、アールブルク（理・博物）
明治10年夏半期
シュルツェ、ベルツ、チーゲル（生理）、ギールケ（解剖）
ランゲ、シェンデル、ランガルト、マイエット、アールブルク、
コルシェルト（数）、マルチン（化・薬）
明治11年夏半期
シュルツェ、ベルツ、チーゲル、ギールケ
アールブルク（†）、シェンデル、ランゲ、マイエット、ランガルト、マルチン、
ゼレスニー（独）
明治12年夏半期
シュルツェ、ベルツ、チーゲル、ギールケ
シェンデル、ランゲ、ランガルト、マルチン、ゼレスニー、
ドュデルライン（博物）
明治13年夏半期
シュルツェ、ベルツ、チーゲル、ヂスセ（解剖・組織）
シェンデル、ランゲ、ランガルト、ドュデルライン、ゼレスニー、
グロート（独・ラ語・地理）
明治14年夏半期
シュルツェ、ベルツ、チーゲル、ヂスセ
シェンデル、ランゲ、ランガルト、ドュデルライン、ゼレスニー、グロート
明治15年夏半期
ベルツ、スクリバ（外科）、チーゲル、ヂスセ
ゼレスニー、グロート、エイキマン（化・薬）
明治16年夏半期
ベルツ、スクリバ、ヂスセ
エイキマン

各年度：上段・本科教師、下段・予科教師。
（†）：在日中、赤痢で死亡。氏名後の（　）：新任と担当科目を示す。
(注) 氏名の記載法は、現在最も一般的と考えられるものにした
［文部省年報、東京大学医学部年報、東京大学医学部一覧より引用、改変］

り四人となっている。十年からは、シュルツェ、内科のベルツに、生理学のチーゲル、解剖学のギールケとなり、十三年にギールケがヂスセに代わってはいるが、この体制は明治十五年までは持続されている。後述するが、内外科教師は、他の臨床科もカバーしている。

これに対し、予科教師はドイツ語、ラテン語、数学、理科、博物学、地理・歴史学、これに明治七年発足した薬学の教師が予科の化学も担当する形であるが、常にドイツ人教師の六十—七十%を占めていた。すなわち、東京医学校、東京大学医学部のドイツ人教師は、むしろノンメディカルの教員が多かったのである。

明治五年当初は、ミュルレルは七年の予科教育を提案しているが、日本人教員に反対され、二年から始めた。明治八年には、日本側の希望と考えられるが、予科は三年に、さらに入沢達吉が入学した明治十年には、一、二、三年の予科に、四級の甲、乙、五級の甲、乙と七年制になっている。入沢の卒業は、明治二十一年である。その後は全国で中等教育も充実してきたのであろう、明治十六年度からは予科は大学予備門に合併され、医学部から切り離されている。表五にみられるように、明治十六年からは医学部のドイツ人教師は、本科を担当したベルツ、スクリバ、ヂスセと薬学のエイキマンの四名に減っている。東京帝国大学一覧の医学部職員の部から、スクリバの名が消えたのが明治三十四年であり、ベルツの場合は三十五年である。スクリバは退職後、聖路加病院の外科医長に就任、三十八年一月に亡くなり、青山墓地に埋葬されている。『ベルツの日記』が示すように、ベルツは三十八年に日本を離れている。

ミュルレルは、日本にドイツの医学教育を導入するに当たり、十九世紀の初頭からフンボルトらの努力で作り上げられた、ドイツのギムナジウムと等価なものを予科としようとしたのでないだろうか。ドイツでは、当時は、ギムナジウム修了者が、大学入学資格を認める国家試験であるアビトゥーアに応募できた。ギムナジウムは、四年の小学校（die Grundschule）修了後大学に進むことを希望する児童が進学する九年制の中等学校である。その教科は、（一）言語、すなわちラテン語、ギリシャ語、ドイツ語、（二）諸科学、すなわち数学、歴史、地理、（三）副教科、すなわち物理、動、植、鉱物学などの自然科学である。かなり過重な負担であるが、「精神の調和的形成」のために、これら三つの領域をすべて習得すべしとされた（望田幸男『ドイツ・エリート養成の社会史』）。

医学を理解するための理数、化学、生物などの自然科学の知識付与という実利的カリキュラム以上に、「医科大学生の人格養成」という命題も、ミュルレルの企画した医学教育の中には組み込まれていたと、当時の日本人教師、学生達は理解していたのであろうか。

動き出した医学教育課程

東京大学医学部は明治十年、その名が定着するまで、紹介してきたように、医学校病院、大学東校、東校、第一大学区医学校、東京医学校と名前が変わってきている。時代によりこれらの名称を使い分ける煩雑さを避け、以後は特にこれらの名称は明記せず、必要な場合は、明治十年以前は東京医学校に統一することにする。

明治五年、ミュルレルの提案した学校規定で学生を公募した（『東京大学百年史　通史一』３５８頁）。当初は九月開講の計画であったが、前述したように十二月になった。この間も、再選抜され、七年の医学修行を命じられた六十三名、五年のそれを命じられた五十名の予科及び本科内員生がいたわけである。これらの学生が、明治五年の医学校改革から十一月まで、どのような教育を受けたのかは、今まで調べた資料では全くわからない。「東京―医学」にも紹介されているように、予科課程の教師役であるシモンズとワグナーが任命されていたわけであるから、ミュルレルが企画した予科・本科の課程の授業が、これらの学生にすでに行われていたのでないかと想像される。

明治六年度からは、文部省年報で、予科、本科での授業の進行を分析することは一応は可能である。六年度は、一年を通して一学期制で行われたようであるが、七年度以降からは、前年十二月から当年五月末までの冬学期、六月から十一月末までの当年夏学期と、一年が二学期制になっている。明治八年度は、七年度とほぼ同じ経過をとっているので、スペースの関係上割愛し、六、七、九年度に実施された各講義を各年度の文部省年報から転記し、表示した（表六）。

各年度、左側から、予科、本科の等級、各等級の学生数、実施された講義科目を示している。二学期制になった七年度からは、学年後半の夏学期にその年度の各クラスの学生数が表示されている。冬学期、夏学期の間でも、学生数に変動があったであろうことが推定されるのであるが、文部省年報には、その

表 6　明治 6、7 年度及び 9 年度の予科、本科各学年の生徒数及び学課

文部省第 1 年報明治 6 年

・明治 5 年冬至 6 年冬期学課

予科第	4 級	46 人	独乙学　羅旬学　算術　代数学　幾何学
	3 級	57 人	独乙学　羅旬学　代数学　幾何学　物理学　化学　植物学　動物学　鉱物学
	1 級	54 人	独乙学　羅旬学　代数学　幾何学　物理学　化学　植物学　動物学　鉱物学
本科第	10 級	35 人	物理学　植物学　動物学　鉱物学　代数学　幾何学　独乙学　解剖学　化学
	6 級	33 人	病理学　薬物学　外科総論　包帯学　整骨学　物理学　化学　統計

文部省第 2 年報明治 7 年

・明治 6 年至 7 年冬期学課

予科第	2 等		独逸学　数学　羅旬学　幾何学
	1 等		独逸学　羅旬学　理化学　博物学　代数学　幾何学
本科第	2 等		解剖学　理学　化学　算数　博物学　独逸学
	1 等		外科総論　包帯学　病理総論　薬物論　理化学　独逸学

・明治 7 年夏期学課

予科第	2 等	107 人	独逸語　地理学　数学
	1 等	54 人	羅旬学　理化学　博物学　代数学　幾何学
本科第	2 等	33 人	人身窮理学　独逸学　顕微鏡用法論　医家植物学　理化学
	1 等	37 人	切断論　死体手術法　骨傷論　脱臼論　独逸学　羅旬学　薬物学　病理各論及療法　理化学　植物学

文部省第 4 年報明治 9 年

・明治 8 年至 9 年冬期学課

予科第	6 級乙		独逸学　地理学　算術
	6 級甲		独逸学　羅旬学　博物学　幾何学
	4 級		独逸学　羅旬学　博物学　幾何学
	2 級		独逸学　数学　動物学　植物学
本科第	10 級		解剖学講義　理学　化学　医科動物学　幾何学　代数学
	8 級		解剖技術　理学　化学
	6 級		内科臨床講義傍聴　外科総論　医科動物学　内治総論　外科臨床講義傍聴　外科外来臨床講義　化学　有機化学
	2 級		心臓病講義　内科臨床講義　外科各論　外科臨床講義　外科外来臨床講義　婦人病講義　眼病論　内科外来臨床講義

・明治 9 年夏期学課

予科第	5 級	47 人	独逸学　地理学　算術　博物学
	3 級乙	84 人	独逸学　羅旬学　数学　算術　理化学　幾何学
	3 級甲		独逸学　羅旬学　数学　算術　理化学　幾何学
	1 級	44 人	独逸学　羅旬学　数学　医科動物学　鉱物学
本科第	9 級	31 人	理学　医科動植物学　数学　化学　組織学　代数学　三角術
	7 級	26 人	理学　化学　生理学　顕微鏡用法
	5 級	22 人	薬物学　外科総論　診断法　製薬学　黴毒論
	1 級	7 人	産科学　全身病論　外科各論　内科臨床講義　内科外来臨床講義　眼科臨床講義　黴毒論

(注) 表に示した学課名が年度間で不統一であるが、原資料どおり転記した。

年度終わりでのものと考えられる学生数しか報告されていない。

学年制はドイツの制度をとり入れたためであろう、日本のそれとは逆で、予科、本科ともに、一等生、一級生が最上級生である。さらに、夏学期を終えて昇級する。先にも述べたように、本科は終始五年制であったが、予科は当初は二年制であった。三、四級は、二等生に当たり、日本流にいえば予科一年生である。しかし、八年度からは予科は三年制となり、五、六級生が、日本流にいえば予科一年生であるが、ここでは三等生である。本科では、一等生が一、二級で、日本流には五年生になる。九、十級生が五等生で、日本流には本科一年生である。

学生のクラス分けはなお複雑で、各級に、さらに甲、乙のクラス分けがある。九年度が、その一例である。冬学期の予科の六級生は甲、乙に分けられていたが、夏学期には単一に五級生に統合されている。また、冬学期に四級であった二等生が、その夏学期には三級甲、乙に分けられている。甲、乙の学生数はわからないが、学課の出来、不出来により、クラスによっては、さらに甲、乙に分けられ、遅れているると判定された学生には一段と入念な指導が行われたのであろうか。なお、本科では、単一クラスのさらなる区分けは、筆者のみた限りでは存在しなかった。

ここでまず注目したいのは、各学年の学生に与えられた学課である。表六をみた者は、誰でも、これが医学部の学課内容かと驚くのでないだろうか。予科の各学年は、ドイツ語、ラテン語、代数学、幾何学、物理学、化学、植物学、鉱物学に終始している。これらの語学、基礎科学は、明治六年度の十、六級の本科生、七年度の一、二等の本科生、さすがに医学の基礎学が多くはなっているが九年度の十級の本科生にまで続けられている。明治六年度の上級予科生、本科生は、明治五年の医学校改革時に選抜された元東校の内員生であるから、これらの語学、基礎科学を受講する機会はなかったため当然であるが、明治五年から数年の間の正規の試験を合格して入学した医学生も、未だ中等教育は確立されておらず、これらの学課を学修する機会はなかったのであるから、これら語学、基礎科学教育の延長は、妥当な対応といえばいえる。ミュルレルがこれらの学科をいかに重視していたかがうかがわれる。

本科の医学教育としては、六年度から十級生に解剖学、六級生に病理学、外科総論、包帯学、整骨学などが講義されている。七年でも下級生にドイツ語、上級生にラテン語が続けられているが、さすがに上級生では臨床関連の講義が主体になってきている。しかし、前述の予科及び本科前半での語学、基礎科学教育に比べると、明治九年度の卒業生にとっては臨床関連講義は、時間的にみて不十分の観は否めない。

八年度冬学期は確かでないが、七年冬学期までは、外科総論、包帯学、切断論、死体手術法、骨傷論、脱臼論の外科系講義はミュルレルが担当し、ホフマンは病理総論、病理各論、薬物論、療法を講義した。八年度夏学期からは、前述の外科系講義に加え眼病論をシュルツェ、内科系講義と婦人病講義をウェルニヒがと、本科教師も複数科目を担当している。なお、ベルツは明治九年度夏学期には薬物学、生理学、組織学を担当している。

表7　明治8年に公示された東京医学校課程表

学課総目	初年 予科三等	二年 予科二等	三年 予科一等	四年 本科五等	五年 本科四等	六年 本科三等	七年 本科二等	八年 本科一等
冬半期	独逸学 十二時 算術 五時 地理学 四時 幾何学 四時	独逸学 十時 羅甸学 四時 博物学 三時 代数学・幾何学 七時	独逸学 八時 羅甸学 四時 動・植・鉱物学 八時 代数学 四時	理学 四時 化学 四時 実地解剖 十二時	理学 四時 化学 四時 医家動物学 四時 解剖学 十二時	外科総論 四時 内科総論 四時 生理学 十二時 生理学実地演習 六時	外科各論 六時 病理各論 六時 外科臨床講義 六時 内科臨床講義 六時	外科各論及ヒ眼科学 六時 病理各論 六時 外科臨床講義 六時 内科臨床講義 六時
夏半期	独逸学 十二時 幾何学 四時 算術 五時 博物学 二時 地理学 四時	独逸学 十時 羅甸学 四時 博物学 三時 代数学・幾何学 七時	独逸学 八時 代数学・対数・三角法 四時 羅甸学 四時 動・植物学 四時 鉱物学 四時	理学 四時 化学 四時 顕微鏡用法 六時 生理学 十二時	理学 四時 化学 四時 医家植物学 四時乃至六時	薬物学毒物学 六時 外科総論 四時 製剤学・分析学 実地六時 演習六時 内科総論或ハ病理解剖 四時	外科各論 六時 病理各論 六時 外科臨床講義 六時 内科臨床講義 六時	外科各論及ヒ眼科学 六時 病理各論 六時 外科臨床講義 外科手術実地演習 六時 内科臨床講義 六時

［文部省第三年報より引用、改変］

明治八年度の文部省第三年報には、予科三年、本科五年の各学年次の東京医学校課程表が公示されている（表七）。しかし、当時の医学課程の実態は、先に示した表六のような状態で、本表とは全くかけ離れている。この表は、あくまで東京医学校で今後実現していくことを予定した課程表であろう。いつの時点から、この課程表の通り運用できたのか明らかでないが、この表によると、語学、基礎科学の講義は予科の課程内に収まり、本科の時間は基礎医学、臨床医学でまとめられている。

各学課名の下に、それぞれの週間あたりのものと判断されるが、授業時間数が各学年で示されている。予科二等生の例で、冬、夏学期を通じ毎週ドイツ語十時間、ラテン語四時間、博物学三時間、代数・幾何学合わせて七時間となっている。予科一等には、加えて動、植、鉱物学が、同三等にはラテン語がなく地理学、算術が掲げられている。本科五等、四等生ではもちろん基礎医学の講義が始まっているが、なお理学、化学の授業が継続されている。先に紹介したミュルレルが作成した課程表では、本科五等、四等生までドイツ語の講義が取り入れられていたが、これではなくなっている。ドイツ語の学力が改善されると判定されたのであろうか。ドイツ人教師の文部省への申報（講義内容報告）によれば、ドイツ語、ラテン語の語学授業に際し、欧州および日本の歴史、地理をその教材に取り入れている。

これらの教育に関与したのが、先に紹介した予科教師の面々である。ヒルゲンドルフは滞日中に四十編もの博物学の研究論文を発表し、その業績はダーウィンの『種の起源』第七版にも引用されているといわれる。博物学に加え算数、代数学、植物学、ドイツ語の講義もしている。帰国後はベルリンの動物博物館館長に就任した。ちなみに、大森の貝塚を発見した、東京大学植物学科初代教授E・S・モースは、『種の起源』を日本に紹介した人として知られているが、ヒルゲンドルフが医学部予科の講義で『種の起源』をすでに紹介していたことが森鴎外のノートで明らかにされているとのことである。コッヒウスは数学及び理科学、フンクはドイツ語、ラテン語、ホルツはドイツ語、地理、数学を担当している。予科教師達も前述した本科医学教師と同じく、複数の講義を担当していたのである。

歴代の予科教師を詳細に紹介できないが、ミュルレルの初志は引き継がれて、ギムナジウム、大学の出身者が予科教師として来日したのであろう。彼らは、ギムナジウム教育の主眼である若者の「精神の調和的形成」が、ドイツの大学生教育同様日本人の医学教育にも必須であるという考え方を、ミュルレルと共有していたのでないだろうか。

ドイツ人教師申報でみた当時の医学教育

ドイツ人医学教師は、各冬、夏学期でのそれぞれの活動を学校当局に報告した。それが邦語に訳され、東京大学医学部年報に申報として掲載されている。もっとも、医学部年報は第四年報（明治九年十二月—同十年十一月）—第七年報（明治十二年十二月—同十三年十一月）のみしか近代デジタルライブラリ—上に収録されていないから、明治九年までに離日したミュルレル、ホフマン、デーニッツ、ヒルゲンドルフらの申報はみることができない。

通常は、彼らの身分を表示するのに医学教師と記述されているが、本申報では○○学教授○○氏とされている。できる限りその全文を紹介するつもりであるが、重複を避けるために、その一部の紹介にとどまったものもある。その翻訳も非現代的で、難解であるので、筆者が現代風に、報告者の意図を誤らないように注意して、意訳した。当時の講義風景、学生の勉学状態を推定するよすがになればと思う。

まず、予科教師のそれから始める。

語学教授ドクトル・ランゲ氏申報（東京大学医学部第四年報）

明治九年から十年にいたる学期で、一等予科生七十名に、ドイツ語を毎週八時間、ラテン語を四時間教えた。ドイツ語の六時間は文法、二時間は読法である。文法では各種の例を挙げて副詞及び前置詞の用法を理解しやすいように講義した。またすでに学んだ部分を考慮し課題を与え、長文のドイツ文を訳させ、また日本文をドイツ文に訳させた。毎週、即題を出して試験をした。また「民の賑」と題した書籍の中の修身に関する部分を独文に訳させた。

この級の生徒にはドイツ語で書かれた万国史を読ませようと本来考えていたが、三年間しか習っていない学生のドイツ語では無理とわかったので、他の本から歴史に関する文章を選んで読ませ暗誦させた。

ラテン語は「ホフマン」氏著書で文法を教えた。またすでに教えた十品詞を含有する文例を挙げ、ドイツ文をラテン文に、ラテン文をドイツ文に訳させた。毎週即題を与え点検した。生徒の勉励及び進歩などには十分に満足した。

生徒七十名のうち、昇級しえたのは四十名、医学生は三十一名、製薬学生は九名で、残りの十五名は原級にとどまり、十五名は退校した。

二等予科甲、二十五名の学生に、一週十時間ドイツ語を教えた。内六時間は文法を動詞まで、三時間は読法にあてた。一時間は即題として、日本の歴史に関連したものに定め、ドイツ語で作文させ、それを点検し、暗誦させた。格式ある長文をドイツ語訳させることはこのクラスにはまだ無理であった。生徒の努力は十分なもので、その進歩も速やかなものであった。

一等予科へ進級した者は十五名、原級にとどまったのは三名、退校した者は六名、死去した者が一名いた。

今まで医学部薬学科の開設については触れる遑がなかったが、明治六年九月、これもミュルレルの提唱で、予科二年、本科三年の学則のもと、第一回生二十名が入学している。薬学科予科生の教育にも、彼ら予科教師が関与していたと理解される。

語学教師ランゲについては、明治十八年卒の佐野誉とのエピソードが、佐野の回顧録に残されている。佐野は、ドイツ語を介して学ぶ難解、困難なラテン語学修の意義に疑問を抱きドイツ語さえ十分に学修しておけばと、ラテン語の学修に手を抜いていた。その結果、ラテン語の試験成績が極めて不良であった。教師ランゲは、ラテン語がわからなければ、医学教育に値しないと医学部総理に通告した上で、もう一人の同級生とともに放校処分にした。結果の予想以上の重大さに驚愕し、反省した二人は、ランゲの家を訪ね、拒む教師に強引に面会し、もう一度機会をと強硬に請願した。二人は短刀を懐に忍ばせていたといっている。やっとのことで、ランゲの許可を得、三ヶ月後に再試験の機会をもらった。二人は必死にラテン語を復習し合格して、医学部の課程を無事終了しえた。

ランゲに限らず語学教師は、ドイツ語、ラテン語を教える中で、ヨーロッパ、日本の歴史、地理、修身の問題を教材の中に取り入れる努力をしている。ドイツギムナジウムの特色ともいうべき、「精神の調和的形成」の教育に配慮したとするのは考えすぎであろうか。これらの教育の結果として、担当した一等予科生七十名中上級に昇級しえた学生が半数強で、十五名は原級留め置き、十五名が退校した。二等予科生の場合も、進級しえた者は六十％で、二十五名中六名は退校している。予科から本科への進級には、かなりの、いや厳しいバリアーがあったことが示唆される。それでも、ランゲは学生の勉励及び進歩に満足と報告している。能力のない者は勉学を強いないで方向転換させるというのも、ギムナジウムの現代にも生きている伝統的な特色の一つといわれている。

二等予科甲生四十二名、乙生三十四名を担当した、もう一人の語学教師マイエットが報告しているが、一年後一等予科に昇級しえた学生は、甲が十五名、乙は十四名であった。甲からは、十八名が学年途中で退学し、五名が原級にとどまった。乙からは五名が退学し、十五名が原級にとどまっている。これを分析して、病死者四名、平常疾病に罹り欠席する者十二―十三名、時々欠席して日課に及びえずして終に退学した者十六名であったとしている。病因は、結核、脚気などであったろう。

彼は「歐洲ノ學ヲ為サント欲スルモノ必ス黽勉刻苦セサルヲ得ズ」とし、学校当局に身体検査を施行させ、身体強壮なる学生を選抜すべしと注文をつけている。

数学及び理学教授ドクトル・シェンデル氏申報（東京大学第四年年報）

明治九年冬―十年夏学期

各週二十四時間、予科一、二等生、本科四、五等生及び二等薬学科生に数学及び理学を教授した。二等予科生には、各週七時間講義をした。その内容は、文字算すなわち代数学で、その中には平方根、立方根、分数、指数、羃の概念なども含めた。そのうち一時間は、講義したところの実例を挙げ、各自に演算もさせた。残りは、ユークリッドの平面幾何学も講義し、円の面積の求め方の部分を終了した。

一等予科生には、週六時間講義した。冬学期の間はユークリッドの形状計測法及び形似の篇を講義し、円形の計測を行った。続いて夏学期に連続したが、代数学を講義した。学生は、一等予科で初めて代数学に接するので、その意義から説明し、一元一次方程式、多元一次方程式及び二次方程式に進んだ。ついで、対数に移り、対数表の用法を示した。

五等本科生も対数、対数表について講義し、ついで一元一次、多元一次、二次方程式及び三次方程式を説明し、三次方程式は最初「カルダニー」氏の法式により、次に三角法で説明した。次いで平面三角法を講義し、立体幾何学及び平面代数幾何の重要性について述べた。これら数学には、冬、夏学期を通じて週三時間を費やした。他に同じく両学期、週四時間物理学を講義した。冬学期には力学の、夏学期には熱学の講義にあてた。

四等本科生と二等薬学科学生には、一緒に冬学期は光論及び音響論、夏学期は磁石、電気学を講義した。この講義に、一等薬学科学生も傍聴した。これらの物理学的現象をできるだけ数学的に説明し、理解させようとした。講義の理解を促すため、「メモ」（説明書き）を作成し、学生に与え、講義の復習、試験に便宜を図った。

「各生徒等ハ理學ノ教授ヲ受クルニ當リ黽勉従事シテ充分ノ了解ヲ有スルコト又数學ニ進歩セシハ余ノ實ニ感喜ニ堪ヘサル所ナリ」と締めくくっている。

複数のクラスの学生に、毎週二十四時間、もちろんドイツ語で、一生懸命教えている様子がうかがえる。代数学、開平、開立算、幾何学、そして光、磁気、音響、電気学。維新から十年の時間もたたず、しかも小学校教育も組織化されていない時代である。福沢諭吉を代表とする大坂適塾の学生達はあるいは理解しえたかもしれないが、おおかたの学生には初めての、未知の世界であろう。しかも外国語で。講義する方も、される方も、大変なことであったろう。言い表す適切な言葉を探しえない。

博物学教授ヘルマン・アールブルク氏申報

明治九年冬―十年夏学期

博物学講義を、本科五等生、予科一等生、同二等生の三級に行った。予科二等生は、同一講義を繰り返す不愉快さはあったが、学生数が多かったので甲、乙に分け併行級を設けた。

両級の生徒間には明らかに学力差があったので余儀なかった。もっとも翌年予科一等生に進みえた学生は、再び合併させて一クラスにした。

一・予科二等生（併行級甲及び乙）

授業時間は毎週四時間、二時間は植物学、二時間は動物学とした。

植物学

植物外貌学総論及び各論

植物学上至要の項目であるので、図書、及びこの学期間に作った植物形態模造器（私有品）を使って、各形状を理解させた。

動物学

動物学総論を簡約に講義した。すなわち、動物機能、動物と植物との大区分、脊椎動物、無脊椎動物の異同、哺乳動物、鳥類、水陸両生類、魚類、各自の鑑別を論じ、哺乳動物から各論に及んだ。精巧な図画、剥製動物、酒精中貯蓄動物及び顕微鏡「プレパラート」を、教師の机、生徒の席で示しその理解に努めた。日本産の動物図画を掲載する書籍はなかったので生徒参考の便を欠くため、簡約な備忘録を与えた。学生は学課のあとこれを謄写させ、その上で講義を筆記させ遺漏のないように努めさせた。

二・予科一等生

予科一等生には週八時間、四時間ずつ植物学、動物学を講義した。

植物学

外貌論を終え、細胞膜、組織論、ついで植物呼吸論、水動論、栄養論、刺激論、発育論、生殖論を講義した。また新鮮な日本植物を示し、鑑定させ、植物分類学の大綱を理解させた。週に一度は、東京近郊の野外に出て、採薬の方法を教えた。鶴崎、川原の二人は大いにこの実習に努め、植物研究に大きな関心を示した。

動物学

動物学では、分化を講じ、続いて動物体の器官、器官系を論じ、人体との類似を説明、特に両者は分類学的に同綱目中に列することを論示した。動物分類学法を示し、哺乳動物、鳥類、水陸両生類及び魚類の一部にいたり、主として日本産の種族を論じた。剥製品、図画、「プレパラート」を用い、努めて実物を示して教示した。夏学期は、魚類、次いで無脊椎動物を簡約に講義し、ついで蜘蛛類、甲虫類、蝶類を講じた。

三・本科五等生

本科五等生には週四時間、冬学期は医科動物学、夏学期は医科植物学を講じた。

医科動物学

動物綱目中、医科に関連しうる動物を取り上げ、解剖学的、組織学的構造を代表的動物で講義した。内臓に生息しうる回虫、蟯虫など人体寄生虫を特に詳論した。講義は、プレパラートを用い、画工に動物の構造、組織の掛図を書かせて講義を補った。

医用植物学

病原となりうる黴類、医用になる陰花植物、薬用の顕花植物、すなわち菊科、傘形科、唇形科、茄科、幾那科植物などは詳細に論じた。時間が十分でなく、全医科植物学を終わることはできなかった。この講義で、生徒は有毒植物学を含め医科植物学の大意を理解し、参考書で自ら学ぶことが可能となったと思う。教科書は入手できなかったので備忘録を用意した。

動植物学用の教育資材が、従来の備品に加え増加したことは喜びに堪えない。蛇類、昆虫類の標本、鳥類など小動物の剥製、人体寄生虫などの酒精標本、虱類など人体獣体のプレパラート、各種医用植物標本である。助手練木喜三氏が作成、蒐集した。また画工に依頼して下等動物の解剖図など数幅の掛図も作成した。助教松原新之助、助手練木喜三氏が貢献した。

極めて配慮深い、周到な博物学の講義が、行われたことが示唆される。

動物学はともかく、当時のわが国の本草学は、他の学問に比べ突出していて、欧米に肩を並べうるといえる状態であったことをここで紹介しておこう。その代表的人物は、名古屋の伊藤圭介である。彼の人生は極めて劇的である。彼は、一八二六年オランダ商館長の江戸参府に随行したシーボルトと、その行き帰りに名古屋で面会し、植物学について意見の交換をしている。ついで長崎遊学を果たし、シーボルトにつき蘭学を学んでいる。当時シーボルトは三十五歳、伊藤は二十五歳であった。シーボルト事件の直前に名古屋に帰ったが、その際シーボルトは別れを惜しみ、愛蔵のチュンベリー著『日本植物志』を贈り、「これを繙いて学術上に裨益されよ」といったとのことである。彼は、本書を『泰西本草名疏』として刊行している。本書により「リンネの分類法—二名法」が十九世紀の前半にすでに、わが国に紹介されていたのである。明治二十一年八十六歳の高齢でわが国最初の理学博士号を受け、東京大学名誉教授、男爵に任ぜられている。明治三十四年九十九歳で亡くなられている。なお幕末での再来日時に、横浜でシーボルトとの再会を果たしている（吉川芳秋著作集）。

ここで、本科教師の代表として、ベルツの申報を、一部にとどめざるをえないが、紹介しよう。前任者内科教師ウェルニヒが帰国し、当初は彼は予科及び本科内科教師を担当した。

明治九年冬—十年夏学期

明治九年冬学期

臨床講義外来患者講義・週六時間二等本科生

原生学（組織学）・週四時間三等本科生

内科各論（消化器系）・週四時間二等本科生
原生学（病理学）・毎週六時間三等本科生
明治十年夏学期
臨床講義外来患者講義・週六時間二等本科生
内科各論（呼吸器及び循環器系疾患）・週四時間二、三等本科生
診断法・週四時間三等本科生

以上の講義に加え病室で、生徒に直接診察法、治療法を教示した。入院患者が多いため、毎日病室の一区を回診するのに数時間を費やした。

講義を聴講する学生は、二、三等本科学生で、総員四十七名、その品行は良正で、よく学び努力し、教師としても賞誉できた。講義を十分に理解し、記憶させるために、メモ（当日説述するところの要領を簡略に記載したもの）を造り与えた。有効とは思うが、また害がないわけでない。それはメモを機械的に暗記し、思考反省の行為が欠如してしまうことだ。メモはこれを基礎とし自分で学び、これを増補充実しなければならない。初学者はその尋常症候を絶対的なものと受け取り、同病患者は必ずその尋常症候に一致するものと固く信ずる弊に陥る。物理学、化学の場合はともかく、医学においては当たらない。

内科各論、診断学、臨床講義、外来臨床講義と多忙な様が目に浮かぶ。講義に加えて、患者に直接接触させ、学生に勉強の仕方、臨床というものの特色を教えている。

彼の明治十二年度の申報を要約して示すと、以下の通りである。

一等、二等本科生を対象として、毎週火、木、土曜日、朝八時より九時まで内科各論（神経系及び泌尿器系）を講義し、続いて臨床講義を九時から十時まで行い、その後十一時より十二時まで診断学を講義し、毎週水、土曜日朝七時より八時まで婦人科を講義し、毎週月、水、金曜日朝八時から十時まで外来患者の診療を行った。

午後の時間割は明らかでないが、以上の講義のほかに、学生を連れて院内患者を回診したとしているから、これは午後の時間を当てたのであろう。

本年度卒業試験を二十三名の学生に施行したが、二、三の学生は極めて優秀であり、大半の学生は満足な成績であった。二、三の学生は学識十分でなく、翌年の試験を受ける結果となった。

講義を受ける態度に満足できないところがあり、学期の始めに大いに生徒を督責した。その後は、欠席する者も少なく、夏学期には出席、品行上も改良されるのをみた。生徒が暗記をことと し理解を後にする習癖は未だ認められるが、前年に比べ改善がみられる。

学生を思い、彼らの将来に期待を込めた真摯な彼の教育態度がかいまみられる。

ドイツの大学の場合は、一人の講師が単一科目の講義を、毎年繰り返す。今年、その科目に合格しなくても、一年遅れれば取り返せる。また、卒業に年限もない。当方の場合は、一人の臨床講師が何科目もの講義を担当し、翌年同一講義を繰り返せるとは限らない。たとえ履修が認められたとしても、不合格であった講義を何年先に取り戻せるかわからない。このため、教師は生徒のことを考え、何回も試験をしている。試験は、十五分の口頭試問である。正確な評価は難しく、どうしても生徒が不利になりがちであるという意見を開陳している。もちろん、入院、外来患者の統計も報告している。

また、本科の医学教師は多くて四人で、担当科目が複数にわたり、講義の時間が多すぎ、自分の研究のための時間がないのは遺憾であると特に強調して述べている。

『ベルツの日記』の248頁でみることができるが、彼は日本を離れる前、最後となった第一回日本医学大会での名誉会長講演でも、医学はかくあるべきだと、今でも貴重で親身な助言、忠告を残している。

ベルツの申報に比べると、シュルツェのそれはむしろ事務的である。三等本科生には、外科通論、すなわち栄養機能障害、炎症、化膿、潰瘍、腫瘤、創傷などを、二等本科生には外科各論を、その中では頸部、胸部、腹部の外科的疾患を、二、三等本科生に、おそらく一緒にしてであろう、眼科学を講義したと述べている。加えて入退院患者、外来患者の動向について報告している。彼の九年度の中報の中で特別に注目されたのは、以下の文章である。「本學期ノ夏学期ニ於テハ屍体ヲ得ル事頗ル多キヲ以テ二等本科生ヲシテ自ラ其屍体ニ就テ諸種ノ外科手術ノ方法ヲ順次ニ實験セシメタリ」

なお、シュルツェはイギリスのリスターの所に留学して石炭酸を使った防腐手術法を学び、これを日本に導入、本手術法の日本の開祖と呼ばれている。

この時期より少し遅れるが、入沢達吉がドイツ語、ラテン語の語学教師グロートのことを書き残している（『赤門懐古』）。語学に加え欧州の歴史、世界の地理などを教え、実によい教師であったと。入沢のドイツ語は長足に進歩した。二年で彼の授業が終わったのは残念であったと述懐している。三浦謹之助も、地理、歴史、ゲーテの『ヘルマンとドロテア』をグロートに習ったと回顧している（三浦紀彦『一医学者の生活をめぐる回想』）。大学予備門分校での仕事も終わり帰国した時、グロートは何人もの待機者をさしおいてベルリンのルイゼン・ギムナジウムの教師に抜擢されたという。当時ドイツでは、ギムナジウムの教師は社会的にも高く評価されていた。

先にも、優秀な博物学者であったヒルゲンドルフのことを紹介した。予科教師は本科教師より多数来日しているが、その人物像はむしろ明らかでない。ベルツは、先にも述べたように、相良知安の弟元貞とのエピソードで、デーニッツは幕末からドイツに留学していた土佐藩蘭方医萩原三圭が、シュルツェは維新後大学東校から留学していた池田謙斎が、ギールケは留学中の橋本綱常が、チーゲルはベルツの紹介でと、本科教師の出自、来日の契機をたどることは比較的できる。しかし、予科教師の詳細はほとんど不明といってよい。一人や二人、問題を起こした人物がいたとしても、このように多くの有能な、そして一生懸命な予科教師達をどのようにして求めえたのだろう。彼らも本科教師に劣らず、ドイツ医学の、いや西欧世界の日本への紹介、導入に大きな役割を果たしたといいうるのでないだろうか。さらに、東京大学予備門、ひいては高等中学、旧制高等学校での教養教育にも、その影響を残したのでないだろうか。

5 当時の予科、本科医学生

先に、ドイツ人教師による当時の学年別の講義について、続いてドイツ人医学教師の申報から、彼らの教育への取り組み方を、十二分にとはいえないまでも分析してみた。

あれよあれよという動きで、幕藩体制が崩れ、寺子屋教育、藩校、漢学、儒教、音読、暗記から、学生達はドイツ語、ラテン語、代数、幾何、平方、立方、開立、光、音響、電気、動植物、天文、世界地理と、全く未知の世界に、黒板をシンボルとする初めての一斉教育方式で曝されたのである。しかも、すべての教師がギムナジウムで教育され、大学教育を受けた俊才とはいえ、必ずしも日本への理解が深いとはいえない、日本語のわからないドイツ人であり、当然ドイツ語だけでの授業である。その多くがサムライ魂で訓育されてきた子弟、開明的な蘭学医師の子供たちとはいえ、想像もしていなかった毎日が繰り広げられたのではないだろうか。先に紹介した佐野誉は、すべてドイツ語で行われた教育について、本科に進んでからはそう感じなかったが、予科での過程は極めて厳しかったと懐古している。当時の努力の賜であろう、神戸医学校の教師を務めたあと神戸で開業した同氏は、ドイツ語による意思疎通の自在さから神戸在住の諸外国人から頼りがいのある医師として高く評価された。同氏は八十歳を超える老後まで、ドイツから取り寄せた新聞を読むことを日常としていたという。

明治九年後半までは神田、和泉町の旧藤堂藩邸内に改築された校舎、併設されていた寄宿舎（図五）が医学部学生の生活の場であった。九年末には、医学部本部をはじめ、教場、付属病院、学生の寄宿舎が完成し、医学部は本郷の旧加賀邸内に移転した。明治十七年陸軍参謀本部作成の本郷地区の地図（図六）上に、旧加賀邸内に移った医学部の各施設が示されている。

当時は、大学構内図といっても医学部の建物と、現在の工学部の部分及び現在の池之端門西側の一帯に展開している外国人教師館が主要な建物であった。入沢達吉は彼の『赤門懐古』に当時の大学構内の様子を以下のように書き残している。「此時分の加賀屋敷、すなわち今の大学構内は凡そ九万坪ある中に南の一隅に医学部の本館、病院、教場、寄宿舎などがあって、其他は草茫々として狐が出るといふような有様でありました。今の運動場の所に矢張運動場がありましたけれども、今よりズツト小さかつた。それから先は藪や叢で側のない古井戸など沢山あつて、随分危険でありました。」

図上、三四郎池の南側、現在の七徳堂、医学部二号館本館、医学図書館に当たる部分に矢印①で示した三棟平行した建築物が、外来棟及び病院である。先に述べたミュルレルの胸像からは眺めおろせる位置である。現在の龍岡門からのバス通りに相当する道路をはさんで東側に、

図 6　明治 17 年前後の本郷旧加賀邸内の東京大学医学部
明治 17 年陸軍参謀本部作成の地図より

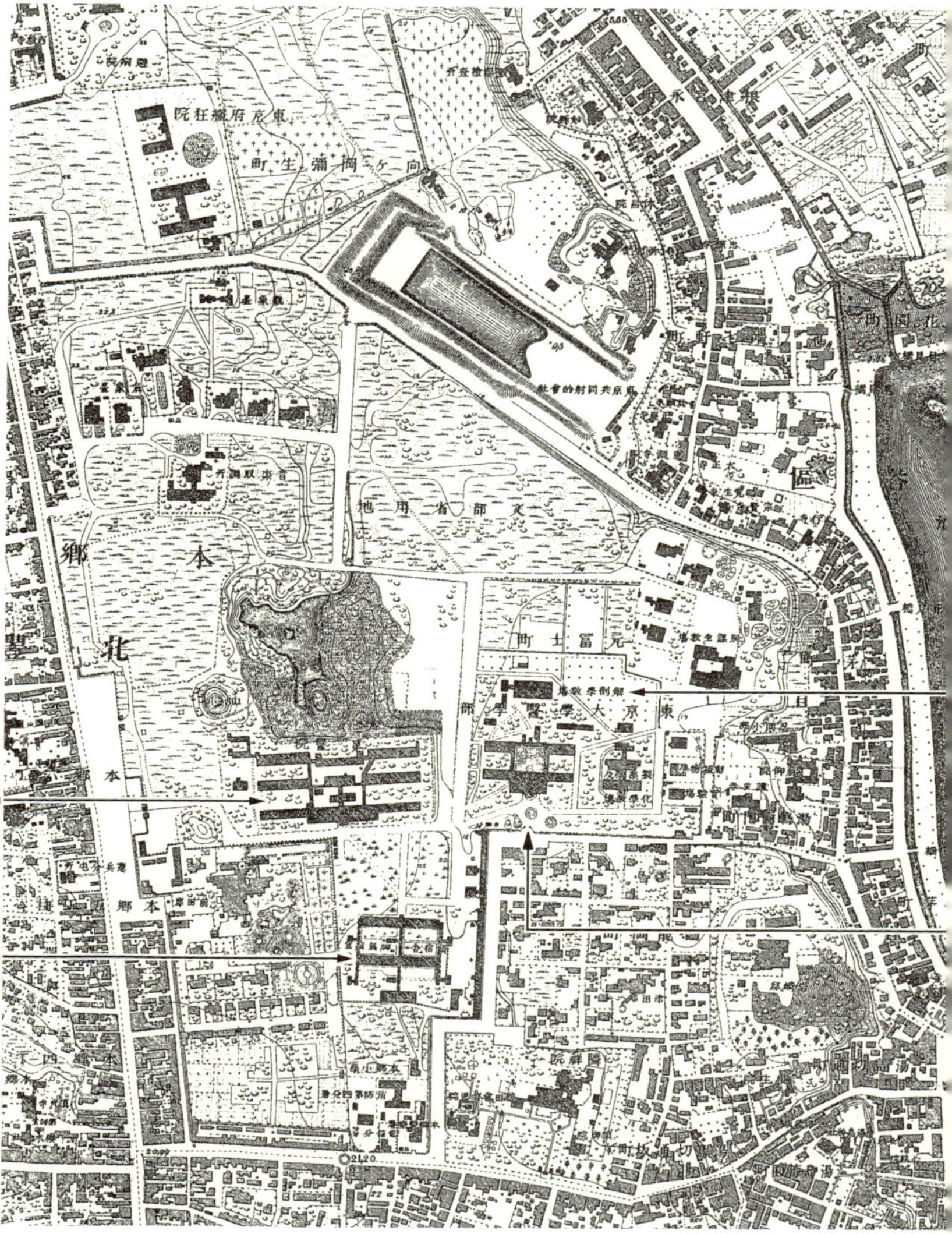
①
④
東京府癲狂院
向ヶ岡彌生町
文部省用地
本郷
元富士町
東京大學醫學部
解剖學教場

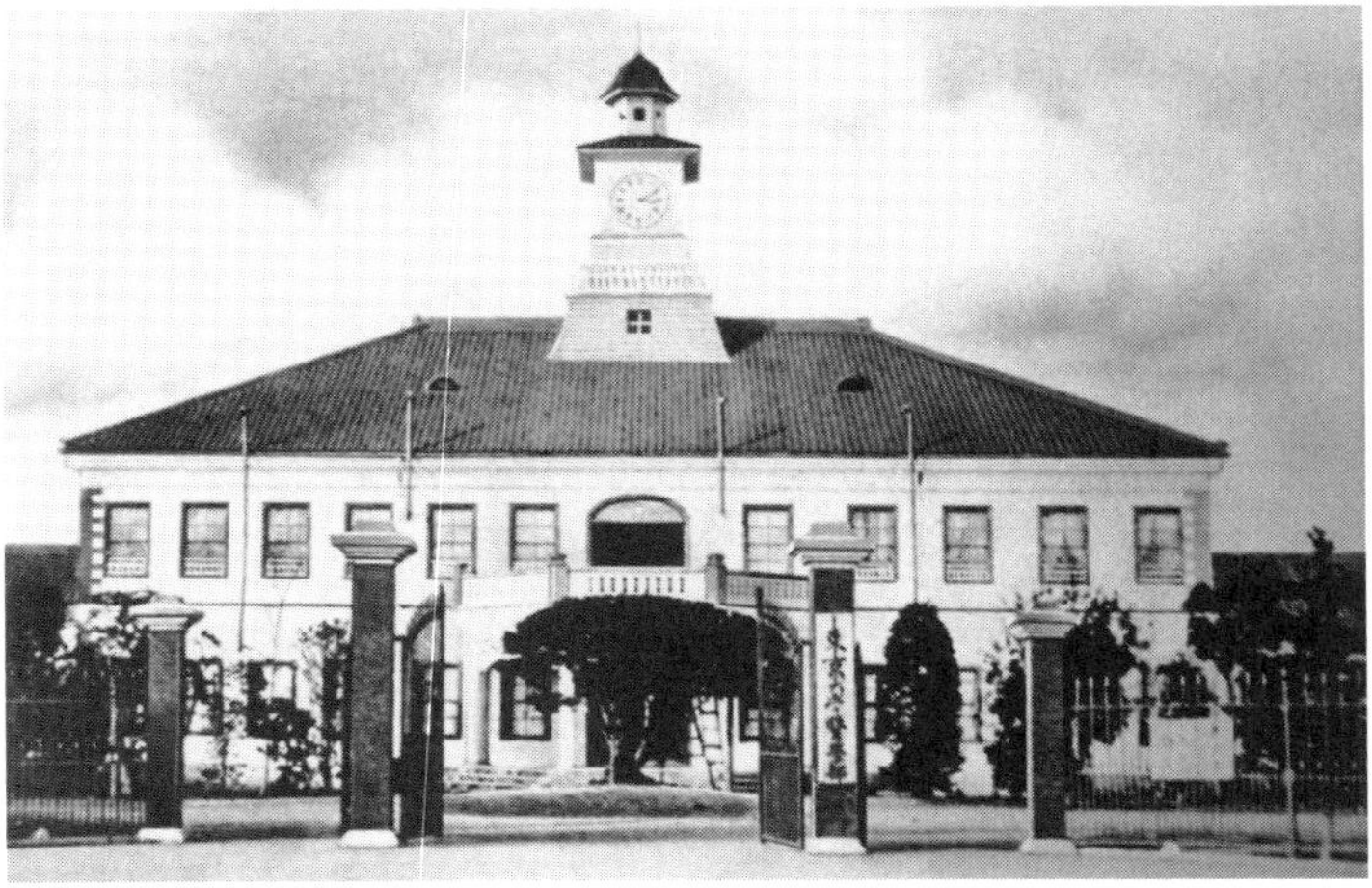

図 7　大学東校　東京大学医学部の前身
写真「東京医学校本館と正門」『医学生とその時代』(39 頁、中央公論新社) より
(東京大学医学図書館所蔵)
正面の門が“鉄門”であろう

医学部本部（教場を含む）、解剖学教室、製薬及び化学教場などの医学部諸施設が集合している（矢印②）。現在の新外来診療棟及び新病棟が並んでいる地区である。本館の正面に、鉄門と目される出入口が開かれている（矢印③）。医学部への出入口は、鉄門と赤門で現在の龍岡門は存在しなかったと考えられる。病院の南に、学生寮が位置している（矢印④）。その西半分が脚気病室とこの図上では書かれているが、予科が大学予備門に移行するまでは（明治十六年）、全部が医学部学生寮であったと考えられる。

現在、東京小石川の植物園内に移築保存されているが、図七は当時の医学部本館の写真であり、『医制八十年史』にも同じ写真が残されている。中央に特徴ある時計塔が突出しているが、二階建てである。この前庭、③の鉄門の東側五十メートルほどの場所に、前述したように相良知安の記念碑が移された。知安、ミュルレル、ベルツ、スクリバの当時の関係者が新しい東京大学医学部付属病院の正面の周囲に、平成の時代になって相まみえることができるようになったわけである。

学生同士でのドイツ語での会話の練習、明治十四年の政変の影響を受けての学生の政治講演会など、学生寮での彼ら学生の生活ぶりは、入沢の『赤門懐古』、それとほぼ内容が同一であるが、二〇〇八年東京大学医学部百五十年記念の機会に再版された入沢の『雲荘随筆』に詳しい。

表六にもその一部を示したが、文部省年報と医学部年報から、明治六―十四年度までの本科、予科、予備門の各学年クラスの学生数を、年度順に表八に示した。本科は、終始五年制であるが、予科は、先にも触れたが、明治六、七年度は二年制で、八年から三年制に、十年度から予備門が増設された。

予備門四等、五等は、甲、乙に分けられ、おのおの一年で、予備門は四年の課程である。予科、予備門生は、学力が十分と認定されれば飛級が認められたようであるが、正規には卒業までに、予備門四年、予科三年、本科五年の十二年を要することとなった。入沢達吉は明治十年に入学し、二十一年に卒業している。耳鼻科の初代教授岡田和一郎は、予備門五等級乙に入学したが、その学力を認められ、入学後間もなく五等級甲に飛級している。彼は明治十三年十一月に入学、二十二年に卒業している。

明治八年度、二年から三年に増やした予科教育、十年度からの予備門の増設は、予科から本科への進級が期待通りに行かなかったので、より若年者から語学、基礎一般の教育を施し、本科へ進学生を、い

表8　明治6年度から14年度までの本科、予科学生数の推移

年度	6	7	8	9	10	11	12	13	14
卒業生数（鉄門名簿上）				31			20	16	30
旧1等生									26
本科1等生		37	22	7		22	25	26	30
2等生		33			22	25	30	30	17
3等生	35		23	22	25	30	26	17	28
4等生			27	26	56	26	31	28	31
5等生	33		32	31	31	31	25	31	27
予科									
1等生	54	54	50	44	51	48	52	45	42
2等生	57＋46	58＋49	93	84	67	77	53	62	60
3等生			56	47	49	67	55	40	39
予備門									
4等生					59＋63	140	119	163	44＋52
5等生					65＋107	119	109	141	51＋71

（注）明治6、7年度の予科2等、10年、14年度の予備門の「＋」は、同学年内で、前者が甲、後者が乙生を示す。8年より予科3年制となり、10年度より予備門ができた。予備門の学生数は10〜13年度は文部省年報から、14年度は医学部年報から引用した。旧1等生とは前年1等生の課程を合格し、翌年の大試業を待っている学生を示す。14年度から初めて記載されている。

や医学卒業生を増やそうと学校当局が考えた結果ではなかろうか。もっとも、明治十六年からは、大学全体としての予備門に吸収されて、医学部予科の問題は大学全体の予科の問題へと移管されている。

表八の明治六年度の本科生をみてみよう。彼らは、四年末、東校解体時に選抜されて東京医学校在学を認められ、五年間の医学修学を求められた五十名の本科内員生が主体であろう（43頁）。これら学生は、おそらく実力のレベルの違いでであろう、本科三等の三十五名、五等の三十三名へと等級分けされている。しかも、彼らは計六十八名と、当初の本科内員生より増えている。七年の修学を命じられた予科内員生の一部が五年のそれに合流を認められたのか、そ

の詳細は明らかでない。九十六名の当時の外員生は、東京医学校を去り、藩から変わった各自の出身県に帰ったのであろうか、そのゆくえはつかめない。

わからないことが少なくないが、しばらく、この学生達の歩みを追跡してみよう。彼らは七年度には本科一等三十七名、二等三十三名、そして八年度には一等二十二名、三等二十三名となっているように考えられる。九年度としては、一等生七名、卒業生三十一名の記載がある。この学生達が東京医学校初めての、そして東京医学校最後の卒業生である。これらの学生についての記述を、以下のように、『東京大学百年史　通史一』の369頁にみることができる。「一等生にはたとえば明治八年七月の原田豊や宇野朗の例のように、第三級に在籍のまま御雇として医院下医を申し付けられた者がかなりいたが、彼ら三十一名の大半は明治九年十一月までには授業を終了して退学し、『五名ハ本部助教ニ任セラレ、六名ハ陸軍軍医ニ任セラレ、二名ハ警視局ニ奉仕シ、十八名ハ府県ニ聘セラレ病院長又ハ教頭ノ任ヲ嘱セラ』れた。二等生以下は明治九年十二月現在で二十二名（五級）、二十六名（七級）、三十一名（九級）が在籍し……」（字句、文章原文のまま）。先にも紹介したが、一年は冬、夏の二学期制で、五級とは三等生、七級とは四等生、九級とは五等生である。一等生七名という記述がない以外は、表の明治九年度本科生の各学年の学生数と一致する。

同上百年史には、九年度卒の彼らは明治六年十二月に、正規の課程を過ごしている後輩達に比べ修業年限が不足であることから、一年の年限延長を命じられたという記録がある。ミュルレル、ホフマンの厳格な学力評価によったという。翌七年五月の本人達の嘆願によって改めて旧に復したとのことである。

この明治九年度の三十一名は、ミュルレル来日前、東校時代の医学教育を経験し、ミュルレルによる改革後の東京医学校での五年の修業を認められたが、表八をみても、とても正規の東京医学校本科の課程、階梯を踏んだとは思えない。明治六年度に六十八名で、卒業時には三十一名に減っているのも注目される。前述のように、授業を終えて退学した、また明治九年十一月年限満ちて去ったという記録がみられるが、彼らに卒業という字句は使われていない。長く東京医学校卒業生として、医学士とは区別された理由がこのあたりにあるのであろうか。

ついで明治六年度の予科一等生を追跡してみよう。これら五十四名の学生の主体は、先の東校改革時、再選抜され、七年間の医学修学を求められた予科内員生六十三名であろう。明治五年すでに在学したわけであるから、六年度には予科一等生に進級したと考えられる。このクラスの学生も、五十四名と学生数が減っている。正規の課程を踏んだのであろうから、七年度にはこれらの学生は本科五等生に存在しなければならないが、文部省年報にはこの年度の、本科五等生の記載がない。しかし、八年度には本科四等生の二十七名、九年度には三等生の二十二名、十年度二等生の二十二名、十一年度一等生の二十二名と妥当に追跡できる。十一年十一月に一等生の課程終了の試験を終わり、十二年の前半、全課程を対象とした大試業を受け、東大医学部鉄門名簿にあるように、その二十名が及第し、医学士としての卒業証書を授与されている。十二年度、東京大学医学部第一回生として卒業した諸氏である。表4で紹介した、東校時代北寮に在寮した梅錦之丞、佐々木政吉、清水郁太郎、南寮の片山國嘉、河野衢、佐藤一之助、清野勇、進藤二郎、神内由己などである。清水（産婦人科）、進藤（病理学）、梅（眼科）の三人は最上等の成績と評価され、東京大学医学部卒業の医学士として、初めて公費でドイツ留学を認められた。将来の東京大学医学部教員候補である。佐々木も公費留学の候補たりえたが、養父東洋の指示で私費でドイツ留学をしている。

六年度の予科二等生は、五十七人、四十六人の甲、乙に分けられているが、明治五年十一月、政府初めての医学生公募に応じて、東京医学校を受験し合格した、榊俶、小金井良精ら明治十三年東京大学医学部卒業の学生達である。

彼らは予科一等への進級に際して、甲、乙計百三名から五十四名に大幅に減少している。八年度の本科五等生への進級に際しても、さらに三十二名に減少している。九年度の四等生時は二十六名、十年度の三等生時は二十五名、以後十一年、十二年の二等、一等生時は二十五名と同じ学生数を維持している。しかし、十三年の大試業に合格し、卒業証書を受理しえた学生は十六名であった。

このクラスの学生以降は、明治九年度、十二年度の東京医学校卒業生とは異なり、全課程を年ごとに階梯状に、普通に追跡できることになる。

注目してきた学年ごとの学生数の変動は、八年度、予科三年制になってからも小さくはない。特に予科三等生に比べ、二等生の学生数は著しく増えている。一級上のクラスで、原級に留め置かれた学生によるのであろう。しかし、予科二等生から一等生への、予科一等生から本科五等生への進級時には、逆に毎年明瞭に、しかも大幅に学生数は減っている。

二十—三十名台で、変動は比較的小幅であるが、本科生の学生数も気になる。一定レベル以上の学生が、予科の教育を通じて選ばれていたのであろうが、本科に移行してもなお原級留置、大試業に不合格であったと思われる学生が表八及び東京大学医学部一覧の学生氏名表でうかがわれる。

当局は、もっと多くの、もっと速やかな洋医の養成を期待していたはずである。ミュルレルが明治五年に提案した学則でも、毎年予科生六十名、本科生四十名であった。明治五年八月、文部省は政府に計画書を上申したが、明治十七年までに九百四十名の医学生を卒業させる計画であった。実際に卒業しえた学生は、東京大学医学部鉄門名簿によると、明治九年の東京医学校卒業生を入れて百六十三名であった。

先に紹介したドイツ人教師の申報にも記述されていたように、予科の課程で、修学の意欲十分でなく学級に出席しない学生、原級に留め置かれた学生、これらのためであろう学校を離脱した学生が少なくなかった。

公募を開始した明治五、六年の頃は、ドイツ語でもやってみようかくらいの考えで、予科を受験した学生もいたと、入沢達吉は彼の回顧録『赤門懐古』に記述している。彼らには、方向転換をするのも苦ではなかったのでないだろうか。

このように、学生の変動が現在では考えられないほど激しかった。当時は、同級生とは入学時が一緒ということでなく、卒業時に一緒かどうかである。年限は一応決まっているが、人により異なる。入学が一緒だからといって卒業が一緒とは限らず、卒業が一緒だからといって入学が同時とは限らない。

基礎教育のレベルで脱落する場合は、ドイツ人教師に説得されて、学校当局も強いて修学を持続させるという考えはなかった。この考え方は彼らの申報をみても理解できるが、ドイツ、ギムナジウムを卒業している彼らに共通して認められる考え方である。先にも紹介したが、ギムナジウムの伝統的考え方のようでもある。また、当時の学生も、入沢達吉も回顧録で触れているが、医学に向いていないと自覚すれば、むしろ積極的に方向転換し、別の道を選択したようである。

もちろん、学生数の変動には、ドイツ人教師も彼らの申報で指摘していたように、当時問題であった結核、脚気など学生の健康状態が関与していたのは事実であろう。

東京大学医学部初期の卒業生の厳しい修学状況については、小関恒雄（「明治初期東京大学医学部卒業生動静一覧　日本医史学雑誌33巻3号、36巻3号」）、川俣昭男（「東京大学紀要23号1」）の両氏も紹介している。しかし、この医学修学課程における、現代ではあまりみられない学生数の変動に最も大きく関連したのは、当時の初等、中等教育が整備されていなかったということであろう。明治五年、「必ス邑ニ不學ノ戸ナク家ニ不學ノ人ナカラシメンコト」の文言で広く知られている、学制に関する〝被仰出書〟が公布されても、その実態が整うには十分な時間もなかった。そのため、当局はミュルレルの当初の予科三年案に反対して二年の予科を主張していながら、開校後二年にして、予科を三年制に、さらに五年目の明治十年には四年制の予備門を増設せざるをえないと判断したと考えられる。

入沢達吉は『赤門懐古』に書いているが、「此時分は勿論中学校はないので、田舎の小学教育、或は変則の寺子屋式教育をすませ……」、大学で「書物と一緒に独楽を包んで持参しよく廻した」「池の端に黐の木があって、私は黐の皮を剥いで、石の上で丹念に叩いて、黐を拵へて蝉や蜻蛉を捕った……」など当時の予備門の学生の様子を詳しく記述しているが、まだ子供であったことが十分に考えられる。当局の後手後手の対応といわざるをえないが、予科を延長し、予備門を編成して、より適切な中等教育を施し、効率よい予科、本科での医学教育をと考えたのであろう。

明治九年までに予科に入学した学生達は、森鴎外もそうであったが、前述のような未完成の初等教育のあとで東京に出て、個人的に私塾でドイツ語を習い、その上で予科を受験した。もっとも、前述した幕臣の子の榊俶のように例外的に恵まれた学歴をもった者もいた。

明治五、六年と正規の医学部入学生を受け入れ、前述のようにともかく医学生育成の正規の歯車が回転し始めたのと期を一にしたのであろうか、七年八月には「医制」が公布されている。一日も早く、漢方医学、師匠の許諾での開業という従来の古い医療形態を改め、近代的な医療制度に移行しようという政府の意図の表れでもあろう。政府は明治五年の学制の公布による教育制度の確立への動きと並行して、同年文部省に医務課を置き、六年これを医務局に昇格し、「医制」の調査研究を命じている。すでに明治元年十二月、先著でも紹介したように、将来の医師免許制度の導入を政府は布告していた。ドイツ医学導入を推し進めた相良知安、岩倉使節団に加わり欧米の医療制度を視察してきた長与専斉により、近代医療制度はいかにあるべきかあらかじめ研究はされていた。

医療制度、衛生制度全般にわたって規定したものであるが、その主要な部分は医学教育及び医師の制度であった。

その詳細については厚生省発行の『医制八十年史』（478頁）を参照してほしい。医学校に関する規定としては、その十二—三十六条が対応するが、各大学区（当時六—八大学区を想定していた）に一医学校を置き、付属病院を属せしめる。医学校の教科課程としては予科三年、本科五年とし、予科には十四歳以上十八歳以下を入学せしめるとしている。東京医学校と全く同一の規定である。また、公私いずれにしろ病院の設立にあたっては、当時の病院は教育施設たる機能を果たしていたことに関係しよう、その設立には文部省の許可を受けることなどが規定されていた。

何事もはじめから完全なものはありえず、必要に応じて改定が加えられるものであるとしても、翌年の八年五月にはすでに大幅な改定を行った「医制」が再公示された。新しい「医制」では、十二—三十六条の医学校の規定は、完全に除かれ、第十二—十八条は公私立病院に関する規定、十九条以降に医師に関する規定となった。

「医制」から医学校教育を分離したといえばいえるかもしれないが、第二十七条「凡ソ教員タルモノハ医学校ハ勿論、病院私塾ト雖モ必ス教授免状ヲ所持スベシ」、第二十八条「教官（医学校ニテ教員トナル者ヲ称ス）ノ選任ハ学士ノ中ニ於テ其学科ニ卓越シタル者ヲ採用ス」が問題になったと筆者は考える。「学士」の言葉があったのでは、先に紹介したように（92頁）、明治九年度の東京医学校卒業生は学士号を授与されていなかったから、軍に就職した者六名、警視庁のそれ二名はともかくとしても、五名の本学の助教への就任、十八名の府県病院長及び教頭への就任は「医制」への違反となろう。

この問題に加えて、東京医学校と全く同じ医学校規定がすべての新医学校の規定であると明記されていては、後述するが、明治八年三月東京医学校日本人教員から提議された通学生制度、当時各府県に芽生えてきていた独自の病院医学校設立の機運を押しつぶす結果になろう。

いや、各府県に病院医学校を設立させ、そこに東京医学校修了生、東京大学の名はまだなかったが、明治十二年以後卒業する医学士を送り込んで、速やかなドイツ医学の日本国内への普及を促すというのが「医制」公布当初からの当局の計画であったのである。

明治十三・十四年度の東京大学医学部一覧の第三章「教旨」の項に以下の記述がある。「現今本邦政治ノ變移スルニ随ヒ醫ハ職タル啻ニ察病ノ一端ニト止ラス裁判衛生等ノ如キ治民上ニ於ケルモ亦頗ル參與スル所多シ因テ目下ノ急務トスル所ハ許多ノ醫生ヲ養成シ普ク之ヲ全邦ニ配置シ治療審査及ヒ健康等ノ事項ニ準備スルニ在リ然ルニ今一箇ノ大學ヲ以テ此全邦ニ配置ス可キ無數ノ醫生ヲ養成スルハ極メテ難事ニ屬スルカ故ニ本部ニ於テハ他ノ醫生ヲ教導シ醫學ヲ擴充スルニ適應セル人材即チ醫學士ヲ養成スルヲ以テ要務トナスヘシ」。すなわち、当時の東京大学医学部は、医学士という形の医学教師を育てて、彼らをわが国の各地に派遣し、彼らに洋医を養成させ、わが国に西洋医学を拡充させることをその主目的の一つとしていたのである。

明治十九年、初代の文部大臣に就任した森有礼は「帝國大學に於いて教務を掌る、學術の為と國家の為とに闘することあらば、國家のことを最先にし、最も重んぜざるべからず」と述べている。また、同年に定められた帝国大学令第一条も、「帝國大學ハ國家ノ須要ニ應スル學術技藝ヲ教授シ及其蘊奥ヲ攻究スルヲ以テ目的トス」と規定している。前述した医学部当局の「教旨」の内容、九年度東京医学校卒業生の各県への配置は、当時の政府の方針を先取りし、よく一致していたといえよう。

「大学はいかにあるべきか」の問題はあろうが、当時の大学は「高尚の諸学を教える専門家の学校」と受け止められていたのである。国を護るために鎖国から開国を決心してなお日時を経ていない。他国の属国でない永遠の独立国を、そのためには国力を、そのためには西欧の新知識をと、国を挙げてそのエネルギーを集中させていたのである。当時の大学はまさに文字通り、「國家の為の大學」であった。

6 医学校教育の拡大

医学通学生制度の導入とその影響

必ずしも、それまでの東京医学校での医師養成の実態と関連していたとは思わないが、ミュルレルの反対にもかかわらず、そして、あたかもミュルレルの離日と期を一にしたように、東京医学校は明治八年三月、日本語で医学教育を行う通学生制度（後に別課医学生と改称。医学士の教育は全寮制であったからこの名称で区別したのであろう）の開設を文部省にうかがい出ている。その主張は以下の通りである。

東京医学校中更ニ通学生教場ヲ開キ三年ヲ刻シテ学科満期ト定メ医学ノ大意ヲ教授ス、蓋シ医学ハ境域広遠ニシテ諸般ノ学科ニ関渉シ終身ヲ以テ学術ニ委スルニ非サレハ其蘊奥ヲ究ムルコト能ハスト雖トモ、年歯既ニ長シ外国語学数学拉丁学等ヲ修ムルノ暇ナキモノ及ヒ学資ニ乏シク大学七年

ノ久シキニ耐サルモノヲ導テ学緒ニ就カシメ、以テ医学ノ普及ヲ謀ラントス（『東京大学百年史通史一』３７４頁）

その修学規定によれば、生徒の入学は年二回であり、後に四年に延長されたが、当時は修学年限三年、定員は六十名、二十歳以上の者が入学を許された。「実地修業ヲ主トシ医師ノ速成ヲ期スルカ故ニ講義ハ都テ国語」で行われた。講義科目は、東京医学校のそれを基準として物理、化学、生理学、解剖学、薬剤学、包帯学、病理学、外科、眼科学、内科、外科臨床講義、産科である。

開設当初の教員は、教授は大沢謙二（組織学、生理学）、桐原真節（病理通論、外科通論）、樫村清徳（薬物学）、教員は今田束（解剖学）、橘良詮（化学）、松葉新之助（動植物学）である。教授は大学東校時代からの教員であり、教員の今田はミュルレルによる東校改革時に学校を離れ、大学の解剖学教室に雇員となり、その後勉学を重ねた人物である。橘は明治九年東京医学校を終えた岡玄卿、須田哲造らと共に優等生として注目された人物である。

東京医学校学生には早朝から昼過ぎまでを授業時間に割り当てられたが、通学生には正午から夕刻に授業が行われた。教場、臨床講義も別で、通学生には、後に開院される第二病院が使用された。東京大学医学部鉄門名簿には、医学部年度別卒業者名簿の前部に、別課として、その卒業者氏名が記録されている。

先に表一で紹介した、明治三年の大学東校規定に規定されていた変則生の考え方の再生である。医学教育への考え方、内容、教育法はもちろん明治三年当時とは大幅の改革をしたのであろうが、大学東校、東校時代の日本医学界リーダー達の考え方は、明治四年以来のミュルレルらドイツ人医学教師達の活躍を眼前にしながらも、なお生き残っていたというべきであろうか。

通学生教育にあっても、医学教育の実態は厳しかったようである。年二回の各入学期に毎回九十―百名近い通学生が受け入れられていたが、退学者や成績不良の者が多く、実際に卒業にまで到達しえた者の比率は高くなかったと『東京大学医学部百年史』には記述されている。日本人教師も、明治五年以来東校内で行われてきたドイツ人医学教師の教育の厳しさを経験し、従来の日本式教育からは脱皮していたことであろう。

機会をみて、このコースを終えた卒業生の活動を紹介していくが、東京帝国大学内でのこの制度の持続はやはり問題であったのであろう、明治二十二年度の卒業生をもって、すなわち十回の卒業生を送り出して、この通学生制度は廃止されている。前述の入沢の回顧録には、東京大学医学部学生の通学生に対する見方なども記載されている。

各府県における医学校の設立

明治八年頃から起こってきた各県での公立医学校設立の機運を煽ったのは、この東京医学校における通学生制度の設立でないだろうか。各県は、彼らの医学校の設立にあたって、この通学生規定、教育内容、教育法を基準とした。

当時を知る貴重な資料であるが、県の公式記録と判ぜられる明治十三―十七年にいたる「大分県医学校病院報告」と記述されている県会記録を閲覧することができた。大分県衛生年報第一次（明治六―十四年六月）の病院医学校の記述と合わせ、若干冗長にならざるをえないが、関係項目を抜粋して以下に示す。

明治九年

一．病院兼醫學校設立ノ議ヲ立テラル

一．十二月縣下開業醫五名（実名略・蘭方医か？）ヲ縣廳ニ招集シ院校設立ノ方法順序ヲ諮問セラル

一．同月本縣権中属桑原及ヒ醫員藤野ヲ東京ニ派遣シ教師雇入及器機購求ノ事ヲ処弁セシメラルト雖事故アリテ果サス

明治十年

一．西南ノ變アリ院校設立ノ事為メニ沮擱セリ

明治十一年

前議ヲ尋テ院校設立ノ事ヲ縣會ニ付セラレシニ未タ議スルニ及ハスシテ閉会セリ

明治十二年

一．三月院校ノ経費予算縣會ノ議決ヲ経タルニ付設立ニ確定セラル

一．七月東京大學醫學部卒業醫學士鳥潟恒吉ヲ聘シテ病院長兼醫學校長トセラル

上記の県会記録にみるように、大分県では医学校を併置した県立病院設立の議が明治九年に提案され、同時に病院設立のための具体策の検討、文部省医務局、東京大学医学部のいずれに行ったのか明らかでないが教員派遣要請のために東京に人を送っている。教員としては、おそらく同年の東京医学校卒業生を対象としたと考えられるが、先に記述したように、この時点では同卒業生達の派遣先はすでに決定されていたためであろう、大分県の要請は受け入れられていない。西南の役の勃発、十年、十一年度の東京医学校卒業生不在のためもあったろう、この議は先送りとなり、十二年三月に入り病院兼医学校設立が可決されている。そして、七月、同年東京大学医学部卒業の鳥潟医学士を病院長兼医学校長として招聘している。この後の県の動きは、本議事記録及び大分県衛生年報から著者が要約するが、十二年七月には開業医某氏が副長に任命され、病院兼医学校建設地の選定、建築開始、十三年三月には院校が開設された。大分県衛生年報に記載されているが、「其ノ教則ハ大學醫學部ノ變則科ニ倣ヒ本邦ノ言語ヲ以テ教授シ六期ニ分チ満三年ヲ以テ卒業ノ期トシ……」と前述の通学生制度をそのまま受け入れている。

同年八十六名の志願者の中から、二十四名の貸費生、二十六名の自費生計五十名の学生の入校を許可している。五月には開院校の式が行われている。当直医、医局医、事務員などが発令され、十四年十一月には同年東京大学医学部を卒業した魚住以作が二等教授兼副院長に任命され、退職した先任の副長と交代している。同じく同年東京大学医学部別課卒業生中村良一が、病院兼医学校傭に採用されている。病院は「開院以来遠近ノ難患陸續来リテ治療ヲ乞ヒ……」と、設備なお充実の必要があると記録されている。

類聚目録静岡県編には、病院に関する諸達の中に以下の事項をみる。

明治五年九月　東京大學（原文のまま）東校ニテ生徒召募ニ付志願ノ者願出ベシ
明治九年十月二十六日　静岡公立病院開設
明治十一年二月二十一日　静岡病院付属醫學校變則生入学ヲ許ス志願ノモノハ申出ベシ

各府県で、東京医学校通学生制度に準拠してそれぞれの医学校を設立しようとしていることは大分県、静岡県の二事例をみても理解できよう。

図八は著者が『医制八十年史』第十四表、医学校数から作図したものである。明治前半における当時の官公私立の医学校数とその年次推移を知ることができる。七、八年度に存在した官公立医学校は東京

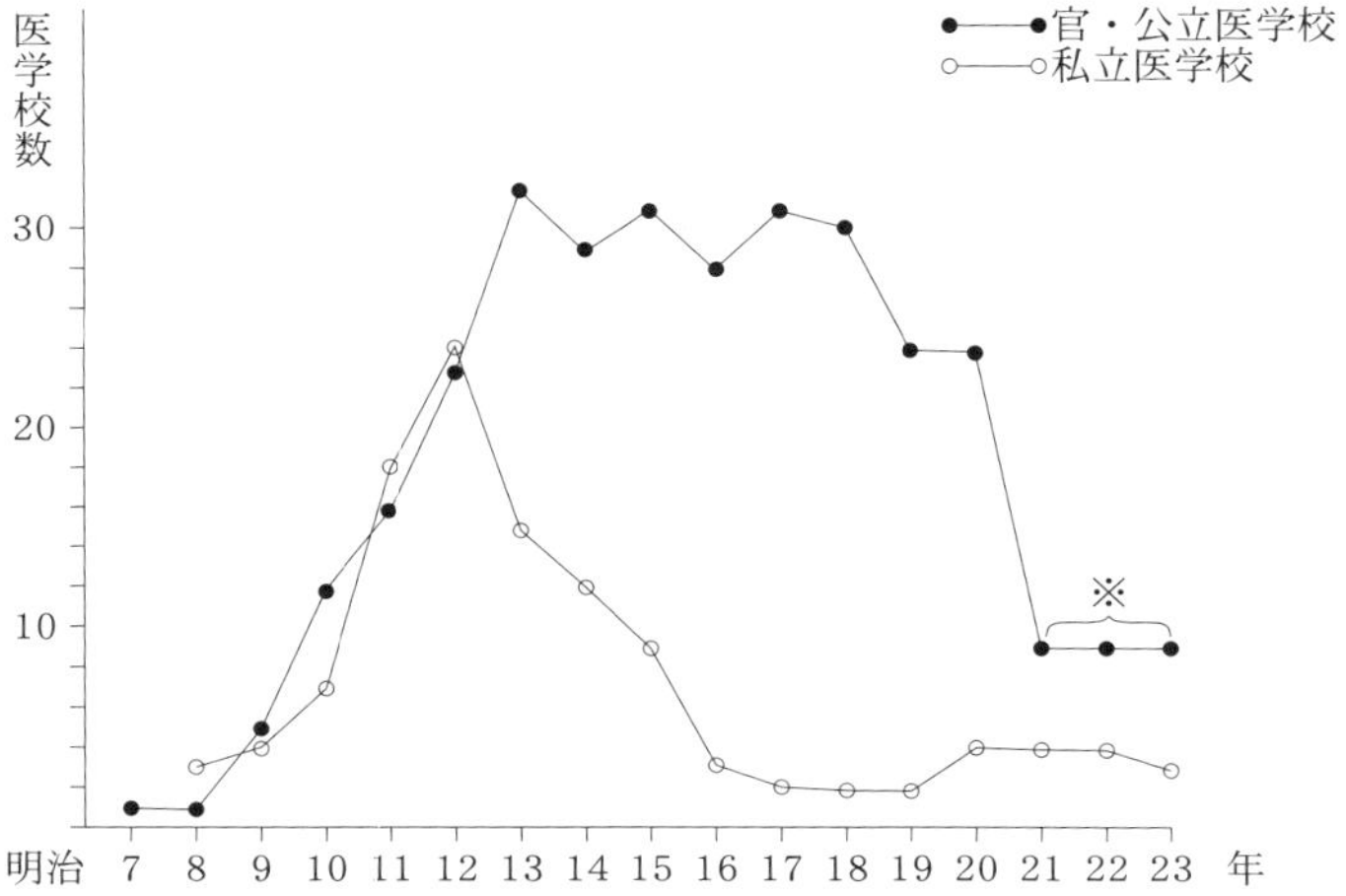

図 8　明治 23 年までの府県立医学校及び私立医学校の動向
『医制八十年史』第 14 表より著者作成
※帝国大学医科大学第 1－5 高等中学校医学部、大阪・京都・名古屋公立医学校、以上計 9 校

医学校のみであり、ほかに公立学校はなかった。先著でも触れたが、それまで藩の支援のもと設立の努力が積み重ねられていた熊本、金沢、岡山などの医学校は、明治四年の廃藩置県で、藩の支援は断ち切られていたのである。

医学校には、学生教育のため病院の併設が求められているから、前述した大分県のように病院兼医学校と呼ばれるのがほとんどであるが、医学校が併設されていながら、◯◯県立病院とだけ記載されている場合もある。病院兼医学校は各県一つがほとんどであろうが、兵庫県の場合のように県立病院が姫路に、医学校は神戸にと両者が離れていた例もないわけではない。

図八をみれば、明治九年から十三年にかけ

表9　文部省に登録された各県の公立医学校

年度（明治）	各年度に医学校を設立した県名	各年度における登録医学校総数（東京医学校を含む）
9	浦和、栃木、金沢、福井	5
10	前橋、富山、伊勢、広島 長崎、佐賀、弘前	12
11	愛知、岐阜、熊本、山形	16
12	水戸、神戸、新潟、岩手 高知、福岡、京都	23
13	大阪、信濃、仙台、須賀川 岡山、山口、徳島、大分、宮崎	32

各県はあたかも競うように医学校を設立している様子がうかがわれる。『医制八十年史』ではその記載がないが、文部省年報によれば、明治十三年度までに医学校兼病院設立の登録を文部省に申請した県名（都市名の場合もある）を年度順に知ることができる。表九に示したように、明治十三年度までに、四十三府県中表に挙げた三十二府県に医学校病院の設立をみているのである。

明治十年前後にも、まさに昭和四十年代後半の一県一医科大学構想と同じものがあったのである。歴史は繰り返すといらが、後者は前者の轍を踏むことのないよう十分に確認、検討した上での実施であったことを切に願うものであるが。

私立医学校も図八のように、公立医学校の動きに刺激されてか、将来の開業医試験実施という「医制」の公示によってか、明治八年頃から同様急速に増えているが、十二年以降は公立医学校とは異なり、急速に減っている。

各県公立医学校の学生数などその規模の大きさは、先に紹介した大分公立医学校が代表的なものであるが、私立医学校としては明治九年に登録された桐原真節主催の明治医学校が百名、十年の慶應義塾医学校が百十名、九年の長谷川泰の済生学舎が七十五名、十二年の山崎立生の高知鼎立医学校が七十名、十三年萩原健吉の東京医学舎が八十六名の受講生を受け入れてはいるが、これら以外の私立医学校の受講生は二十名以下で、数名というのもあった。教師の数も、慶応の九名、明治医学校の九名、済生学舎の五名以外は、二―三名で、一名という医学校も何校もみられている。これら医学校は図八に示したように、そのほとんどが十六年までに廃校しているわけである。

7 卒業生及び医学士の各府県立医学校への赴任

私立医学校は別として、上記各府県に設立された公立医学校が、九年の東京医学校卒の諸氏、十二年からの東京大学医学部卒の医学士諸君の赴任先である。相良知安が素案を作り、欧米視察から帰った長与専斎が作り上げたといわれる明治七年八月施行の医制では、〝二十一条・院長ハ公私立病院ニ拘ラス医術開業免状ヲ所持スル者ニアラサレハ其職ニ任スルヲ許サス、第二十八条・教官（医学校ニテ教員トナル者ヲ称ス）ノ選任ハ学士ノ中ニ於テ其学科ニ卓越シタル者ヲ採用ス〟と規定されているから、開業医試験の実施がまだ始まっていない当時にあっては当然のことであるが、各県では県立医学校兼病院の校長、院長になる適切な人材を得ることは容易ではなかった。当時衛生局長を務めていた長与専斎が、先にも紹介した『松香私志』の下巻の冒頭の部分に、「いずれの地方においてもすでに廃藩の当時より良医の欠乏を告げ、牧民の職にあるものことにこれを補うの必要を感じければ、都下の医師を聘して病院を設置すること一時の風潮となり、十年の頃にはほとんど病院なき府県なく院長の選択招聘を衛生局に請求するものひきもきらざる有様なりき。時こそよけれ、この頃より大学卒業の医学士は年々彬々として世に出で来たれり。衛生局にてはかねてより医学生中成器の見込みありて学資に乏しきものをば内務省の貸費生となし、卒業の後には本局の指示に従うべき約を結び置きたりければ、その人々を派遣して地方官の需めをみたしつ、貸費生にあらざるも進みて地方の聘に応ぜんと欲するものまた寡きにあらざりき」と書き残している。内務省の給費生が赴任するのは当然としても、また長与は一時の風潮と記述しているが、明治三十年代の少なくとも前半まで、明治九年の東京医学校卒業生、そして十二年以降の医学士の多くが各県からの招請に応えたのである。各府県の要請に対し彼らの赴任先を決定したのは東京大学医学部当局、文部省医務局のいずれであるのか、両者の協議によったのか、専斎の前述の記録以外に公的な記録はみつけることができなかった。

明治十二年からの卒業生中学業成績上位三名は、公費でドイツ留学を命じられた。このほか、十二年卒の佐々木政吉、十四年卒の佐藤佐などがその例であるが、私費で留学した者もいる。森鴎外がその典型例であるが、陸軍軍医、海軍軍医、警視庁医師に就任した者、無給であるが大学助手になった者もあるが、これら以外の医学士のほとんどは卒業直後から各県の医学校兼病院に赴任している。無給、有給の大学助手に就任後二―三年して県に赴任している医学士、陸・海軍軍医を辞任して府県医学校に赴任した医学士、また逆に府県への赴任先からこれら公務員に転職した者もみられないわけではない。卒後西南戦争に軍医として関与し、除隊後、府県立医学校に赴任した例もある。また、陸軍軍医になり、軍医として赴任した府県で当地の医学校と関係し、教育に関与した者もいる。

熊本県の浜田、弘田らの例がないわけではないが、彼らの出身県と赴任先との関連は原則的にはないといえる。個人の希望などは、許容されなかったのでないだろうか。

東京大学医学部一覧明治十四―十五、十五―十六、十六―十七年度には、十四年度から十六年各年度までの全卒業生名すなわち全学士名が、明治九年の卒業生名と分けてはあるが、おのおのの赴任先を付して残されている。この三年の間は、彼らの赴任先、その移動を連続的にみることができる。しかし、十三―十四年度の一覧には、全卒業生、学士名は記述されているが、各自の赴任先は併記されていない。また、九―十年、十二―十三年の各年度、十七年以降の一覧は存在しない。このため九年度、十二年度、十三年度の卒業生及び十七年度以降の卒業生に関しては、その赴任先、動きは、東京大学医学部の記録としては入手しえない。さいわい、鈴木要吾「明治十年前後の日本医学界」東京医事新誌2972号、2973号で、九年度、十二年度、十三年度卒業生の各卒業年度における赴任先を知ることができた。これらの諸情報をまとめて表示したのが表十である。

一見して理解しうるとはいかないのが申し訳ないが、非常に多面的な情報であり、全体として表示することに意義があると考えるためお許しを願いたい。

明治十四年、十五年、十六年の各時点で、各府県立医学校兼病院に赴任していた明治九年の卒業生及び十二年―十六年の間に卒業した医学士を北から南に表記したものである。すなわち、明治十四年には、明治九年卒業生、十二、十三、十四年卒の医学士計九十七名中、各府県に表の五十三名が赴任している。

表 10　卒業生及び医学士の赴任先（Ⅰ）

		明治 14 年	明治 15 年	明治 16 年
1	北海道			
2	青森	松沢 9Ⓒ・魚住 12Ⓒ	同左	同左・陸軍―坂本 15
3	岩手	沼浪 13Ⓒ	沼浪・吉田 15	吉田 15・中山 16・南 16
4	秋田	吉田 9・中村 9Ⓒ	同左・芳村 15	吉田 9・芳村 15・緒方 16
	(大館)			高階 12
5	仙台		柴田 15・瀬川 15・太田 15	同左
6	山形			
7	福島	中浜 14	29 ―半井 12	半井・磯 16・24 ―神保 14 26 ―新宮 14
	(須賀川)	三浦省 9	同左	
8	新潟	山崎玄 9	同左	大谷・川俣・浅田 16
	(長岡)	及川 14	同左	同左
	(三条)	長町 14	同左	
9	富山			
10	石川	伴野 13Ⓒ・外山 13Ⓒ	伴野 13Ⓒ・外山 13Ⓒ	佐藤 16・木村 16
11	福井	河野 12Ⓒ	同左	同左・内田 16
12	茨城			13 ―長谷川 9
13	栃木	長谷川 9・石黒 12Ⓒ	長谷川 9・石黒 12	
14	群馬	山崎泰 9	同左	同左
15	千葉	①　長尾 13Ⓒ・石川 13	同左・熊谷 15	同左
16	埼玉			
17	東京	…………………………	…………………………	…………………………
18	神奈川			
19	山梨			8 ―長町 14
20	長野	野並 12	同左	同左
21	静岡	大川 9	同左	34 ―猪原 14（大川†）
	(沼津)	室賀 9	同左	同左

		明治 14 年	明治 15 年	明治 16 年
22	愛知	鈴木$_{13}$©・熊谷$_{14}$・奈良坂$_{14}$	同左・小倉$_{15}$	同左・川原$_{16}$
23	岐阜		相磯$_{15}$	相磯・佐々木$_{16}$
24	滋賀	神保$_{14}$	同左	$_{38}$—中村$_{14}$
25	三重	野口$_{9}$©・佐藤$_{12}$©	同左	同左・大学—朝川$_{15}$
26	京都	新宮$_{14}$	同左・猪子$_{15}$・斉藤$_{15}$	猪子・斉藤
27	奈良			
28	大阪	② 神内$_{12}$©・$_{25}$—熊谷$_{12}$	同左	神内$_{12}$・$_{3}$—沼浪$_{13}$
29	和歌山	半井$_{12}$©	野川$_{15}$・富永$_{15}$	同左・海軍—島田$_{14}$
30	兵庫	神田$_{13}$©	神田・神中$_{15}$ 大学—杉田$_{13}$	同左・鶴崎$_{16}$
31	鳥取			$_{10}$—外山$_{13}$
32	岡山	清野$_{12}$©・菅$_{13}$©・山縣$_{14}$	同左・$_{7}$—中浜$_{14}$	同左
33	島根	佐々木$_{12}$©	同左	同左
34	広島	須田$_{9}$・猪原$_{14}$・榎本$_{14}$	同左	榎本・斉藤$_{16}$ $_{10}$—伴野$_{13}$・$_{46}$—佐野$_{14}$
35	山口			$_{7}$—三浦省
36	香川			
37	徳島			千原$_{16}$・劉$_{16}$
38	愛媛	渡辺$_{9}$©・三浦浩$_{9}$	同左	同左・山根$_{16}$
	（今治）	中村$_{14}$		留—新藤$_{12}$
39	高知	柳下$_{9}$	柳下・吉益$_{15}$	吉益・（柳下✝）
40	福岡	大河内$_{9}$©・大森$_{12}$© 熊谷$_{12}$©	同左（大河内✝）	同左・池田$_{16}$・真部$_{16}$
41	大分	鳥潟$_{12}$©・魚住以$_{14}$	同左	同左・黒柳$_{16}$
42	佐賀			
43	長崎		田代$_{15}$	田代・山根$_{15}$
44	熊本	③ 浜田$_{13}$©・弘田$_{13}$©	同左	同左・$_{28}$—熊谷$_{12}$
45	宮崎			
46	鹿児島	$_{28}$—橘$_{9}$・佐野$_{14}$	佐野（橘✝）	開—浜野$_{9}$
47	沖縄			

十五年度には、同年度の卒業医学士が加わるから九年―十五年の卒業生は総数百二十四名となり、そのうちの六十八名が各府県立医学校兼病院に赴任した。同じく十六年度には卒業生の総計は百五十名となるが、そのうち八十余名が並べられている。各府県に赴任した卒業生に加え、明治十四年度では三十七名、十五年度では四十七名、十六年度では五十四名の卒業生が、ドイツに留学あるいは東京大学助手、陸、海軍軍医、警視庁医に就任をしている。各府県に赴任した医学士にこれら所謂公務についた者を加えると、卒業生の、十四年度で九十二％、十五、十六年度で九十四％に達する。

ここから、本表を横にみていく。まず、41番大分県の鳥潟[12]、魚住[14]の部分をみてほしい。「大分県医学校病院報告」（104頁）で先に紹介した鳥潟、魚住である。魚住の姓名のあとに14と数字を記してあるのは、東大を卒業した年度、十四年を示す。魚住[14]は、明治十四年にすでに大分にいたのであるから、卒業と同時に大分に赴任したことを示す。鳥潟の12は同様十二年東大卒を示すが、その後のⓒの記号は、鳥潟が十二年以来連続して大分に勤務していることを示す。すなわち、鳥潟は十二年の赴任以来十六年まで、魚住は十四年の赴任以来十六年まで、おのおの卒業年から連続して大分医学校に勤務していたことをこの表は示す。十六年には上記二人態勢に、同年卒の医学士黒柳[16]が赴任してきている。

なお各医学士の姓のみを記載し、その識別はその後の二桁の数字、すなわち卒業年次を付して行っている。明治十四年度、カラムでの青森県の魚住[12]、大分県の魚住[14]は、東京大学医学部鉄門名簿の十二年度、十四年度の卒業者名を参照されれば、前者は魚住完治であり、後者は魚住以作であることが識別できる。姓名の識別を必要とされる場合は、お手数であるが、同名簿を参照していただきたい。

ここから1番の青森県に返るが、同県の松沢[9]、魚住[12]は、ⓒ印が示すように、松沢は卒業の九年以来、魚住は十二年以来継続して青森の医学校に勤務している。十六年には陸軍軍医であった坂本[15]が軍医を辞職してであろう、医学校教師として加わっている。松木明知『青森県の医史』によると、明治九年以来、中村[9]と松沢[9]の二人が青森に赴任していたことになっている。『青森県史』にもそのように記載されているとのことである。魚住[12]、坂本[15]についての記載はない。東京大学医学部一覧によると、中村[9]は同年卒の吉田[9]とともに明治九年から秋田に赴任して、十五年まで二人のコンビは続いている。両記録を併記しておく。

岩手県の場合は、沼浪[13]が卒業とともに赴任し、ついで十五年に同年卒の吉田興三（鉄門名簿では興二になっているが興三が正しい）が加わり、十六年には沼浪[13]が大阪に移り、それをカバーするように十六年に中山[16]、南[16]が加わっている。

福島県の三浦省[9]は明治九年卒の三浦省軒である。彼は九年から十年まで熊本医学校に勤務し、十二年福島須賀川に赴任している。十四年には中浜[14]が福島市に赴任してきた。十五年までは、福島の場合後藤新平が卒業した須賀川医学校と福島市の医学校と二つあり十六年に両者は合併し、福島市の医学校が中心となった。中浜[14]は翌年岡山に転出、その後に半井[12]が県番号29で示すように和歌山の県立医学校から移ってきた。十六年には三浦省[9]は山口へ転出し、その後福島市に、同年卒の磯[16]、県番号24滋賀県からの神保[14]、県番号26京都からの新宮[14]が赴任して、半井と四人の構成になっている。

ここで、表十に若干の説明を加えておかなければならない。前にも説明したが、各年度と同じ数字を後記してある医学士は、その年度の卒業を示し、卒後同年中に赴任していることを示す。十五年、福島の半井[12]の場合のように、氏名の前にハイフンを挟んで示した数値は、その番号の県、すなわち和歌山から同年度に移動してきたことを示す。鹿児島県に赴任中死亡した橘[9]をカバーする形で、開業していた浜野[9]が復帰したように、十二年卒で公費でドイツに留学した新藤が十六年に今治に赴任している。新藤はドイツ留学中肺結核を発症、留学を中断して帰国、出身地浜松で療養に努め、健康を回復して十六年今治に赴任した。十二年卒の高階、十五年卒の朝川は、卒業時大学雇となり本郷に残ったが、十六年大学から高階[12]は秋田に、朝川[15]は三重県に医学校教諭として赴任している。十四年卒の島田は卒後直ちに海軍省に勤めているが、彼も十六年海軍軍医を辞任したのであろう、和歌山県に赴任している。赴任先から警視庁、陸軍に移動した者もいる。これら公的地位の中では、どちらにも移動できたと考えられる。

岡山の例をみよう。清野は十二年、菅は十三年東大卒で、ⓒのマークが示すように、卒業以来岡山医学校に連続勤務している。この二人に十四年卒の山縣[14]が加わり、十五年度には、それまで福島医学校に勤務していた中浜[14]が移動してきて加わっている。

次に、福岡県をみてみよう。まず、明治九年、同年東京医学校卒の大河内が赴任し、十二年には同年卒の医学士大森、熊谷玄が加わっている。ⓒ印で示すように、彼ら三人は卒後継続して福岡での勤務が続いたが、不幸にも大河内は十五年に結核であろうが病死している。大森[12]、熊谷[12]の専任は続き十六年度には同年卒の池田[16]、真部[16]が加わり、医学士は計四人になっている。後述することになるであろうが、大森[12]、熊谷[12]の二人は、その後も長期に福岡県で活躍した。

熊本の場合は、浜田[13]、弘田[13]が十三年以来専任で勤務し、この状態に十六年大阪から熊谷省[12]が転勤してきている。その冒頭に③のマークをつけてあるが、これは、浜田[13]、弘田[13]の赴任の前に、九年卒の三浦省[9]、ついで同年卒の赤鹿[9]が熊本に赴任していたことを示す。三浦省[9]は赴任後間もなくして西南戦争の混乱に巻き込まれ、しばらくして辞任し、その後任に同級生の赤鹿[9]が赴任した。しかし、病身のため赤鹿[9]の勤務は十二年秋までで、その後死亡している。その後を、浜田[13]、弘田[13]が引き継いだのである（『熊本大学医学部百年史』）。これらの事情を記載するために、熊本県のカラムの冒頭に③のマークをつけた。

三浦省[9]は、注目したい人物である。大分の鳥潟[12]、福岡の大森[12]、熊谷[12]、岡山の清野[12]、菅[13]、千葉の長尾[13]など、十年、二十年と、長く一カ所の医学校に勤務した諸氏とは対照的に、三浦省[9]は前述のように熊本のあと、十一年六月から十三年六月まで栃木県医学校に、十三年六月から十四年三月まで高知医学校に赴任している。その後は本表に出てくるように福島県須賀川医学校に十五年三月まで、ついで山口県医学校に移っている。日本医事新報１７１９号によれば、十九年三月山口を離れ、四月より新潟甲種医学校に赴任と各地の医学校をほぼ二年単位で回っている。二十年九月まで勤め、二十一年より東京小石川の竹早町で開業している。明治九年以来十年余にわたり、日本各地の医学校へ連続的に赴任し、このように各地の医学校教育に貢献した人物は、極めて異例である。開業の傍ら明治二十七年には侍医局にも勤務し、樋口一葉の最後も看取ったという。

　鹿児島の橘[9]は、大阪のところに印した②の事項と関係する。彼は明治九年に東京医学校卒業後新しく発足した医学通学生教場の化学担当の教員となったことを、101頁で紹介した。明治十二年大阪医学校に校長として招かれた。池田文書（下巻）にも橘から池田への手紙が残されているが、当時の病院長吉田顕三との行き違いからか十四年二月辞職し、鹿児島医学校に赴任している。彼も十五年任地で結核であろう病死した。十四年に赴任した佐野[14]も十六年には鹿児島を離れた。その後任として、当時千葉に開業していた浜野[9]が教員として復帰している。浜野[9]は卒後陸軍軍医となり、近衛歩兵第一連隊医官として、西南戦争に参加している。同十三年軍医を辞し、千葉で開業していた。開業の傍ら、医師会の指導的立場にあった。鹿児島県立医学校長兼県病院長を十六年より十八年まで務めた。千葉に帰り、その後数少ない医師での衆議院議員にもなっている。

　千葉県の場合の①の註は明治九年東京医学校卒業の浅川に関してである。同年千葉県の援助で設立された共立病院が公立千葉病院へと改組されたのと期を一にして、浅川[9]が初代教員として千葉に赴任している。千葉県における浅川[9]の活躍は、『千葉大学医学部八十五年史』に詳しい。十三年六月赴任してきた同年卒の医学士長尾に院長兼校長の職をわたし、浅川[9]はその後石巻で開業している。明治二十年に亡くなっている（宮城医学校教員を務めたあと石巻という説もある）。

明治九、十二、十三年代に一人赴任が目立つのは、卒業生もまだ少なく当然であろうが、十五年、十六年と経過するに従い、複数の医学士が赴任している傾向がみられる。福岡、岡山、愛知、福島、宮城など県によっては、十五年から三人、四人と赴任する医学士の数が増加している。明治十六年の秋田県医学校兼病院には九年来在任した吉田[9]、十五年に赴任した芳村[15]、十六年に赴任した緒方[16]が勤務し、秋田県公立大館病院には高階[12]が赴任している。新潟も複数の県・公立病院に医学士が赴任している典型例の一つであるが、再度後で詳述する。

このような傾向がみられるものの、一方、滋賀は十二―十三年度は熊谷[12]、十四年度からは神保[14]、十六年度は中村[14]が赴任しているが、群馬、長野、島根などとともに十六年度までも一人赴任である。北海道、山形、富山、埼玉、神奈川、奈良、香川、佐賀、宮崎などは少なくとも十六年度まで医学士が赴任していないようである。山形は県令三島通庸の指導で明治十一年にはモダンな三層楼建築の県病院が作られ、太政大臣三条実美により「済生館」と命名された。明治十三年秋には、愛知、金沢県病院にも関与したオーストリア人医師ローレッツが西洋医学指導のため赴任し、十五年八月まで滞在したが、その後医学士の赴任の記録はない。

東京の破線は東京大学他多数の医学士がいることを意味する。

後述するように、十七年以降も学士の赴任が続くのはいうまでもない。

医学士の受け入れ

前述してきたような新医学士の各県立医学校への赴任の様子をみると、厳しくドイツ人教師に教育され、新しい西洋医学に裏付けされた医学知識はともかくとしても、臨床の実技、経験はこれからという人物達が、各地の医学校長兼病院長として問題なく受け入れられたのだろうかと、誰でも疑問をもとう。今日のマスメディアでも耳にし、目にするように、新しい医学士の卒後の研修問題は、昔も今も、それほど簡単な問題ではない。

臨床の場での、医学的経験の問題も含め、赴任先での医学士の受け入れにもいろいろな問題がありえたのでないだろうか。明治十二年以来務めてきた大阪医学校長の職を辞して十四年鹿児島医学校へ移った橘[9]の例を先に紹介した。橘と意見が合わなかったと考えられる当時の大阪病院長吉田顕三は、嘉永元年の生まれで、その詳細はわからないが、生国広島で蘭学であろうが医学を学び、明治元年に函館総督府医師、四年に横浜海軍病院医師を務め、同五年には英国へ医学留学した。高木兼寛がイギリス留学をしたのは明治八年である。吉田は英国外科学院でMRCS、エディンバラでLRCPの学位を受け、十一年帰国し、最後は海軍病院長を務めたあと大阪府に移った。日本最初のドクトル・メヂチネ（外国の医学校を卒業し、わが国の医学士と同等と評価される人物を意味し、当時の医学校教員に就任しうる）といえる人物である。以上の経歴をもった人物が病院長を務め、それとほぼ同一か、むしろ上の学校長の位置に、いかに優秀であってもはるかに若い人物が就任したのでは、なにかと問題が起こりう関係であったろうことは想像にかたくない。

長崎には、オランダ海軍医師ポンペに始まり、ボードウィン、マンスフェルトに連なる幕府主催の医学校、明治に入りマンスフェルト、長与専斎に指導された新政府の医学校があった。明治七年、台湾征討とのからみといわれるが、医学校は廃止され、病院は蛮地事務局に引き渡されていた。八年からの各県医学校設立の動きもその刺激になったのであろう、長崎でも九年に入り長崎医学校再興の機運が活発となり、表九にも示したが十年十二月には文部省に公立長崎医学校設立の申請がなされていた。十五年六月、同年東京大学医学部を卒業した田代と富永が初めての医学士として赴任した。同年の夏期休暇で帰省した富永は、病気を理由に長崎に帰らず、医師の診断書も添付せず同年九月に辞表を送ってきた。当時の医学校校長は吉田健康である。医学校当局は、辞表を送り返し、一度長崎に帰れなどの連絡をしているが富永はついに長崎に帰らなかった。この件に関し、富永の推薦者である東京大学医学部長の三宅秀への県知事からの文書、当時の文部卿福岡孝弟への県知事からの文書が『長崎医学百年史』４０３頁に残されているが、その理由は明らかでない。富永の辞職をカバーしたのが、保険会社医員就任を予定していた東京大学医学部で同級であった山根[15]である。彼は十五年十月には長崎に赴任している。このあたりの状況を記した文書も同誌に残されている。表十をみれば、同年後半、富永は和歌山県に赴任している。病気が長崎医学校辞職の理由とは考えられない。やはり当時の医学校校長吉田とのもつれであろう。

吉田は福井の生まれで、慶応三年から長崎でマンスフェルトに師事し、長崎医学校で中助教、同校の校長に長与専斎が就任した時、院長にも就任している。九年、長崎医学校再興に際しては、当然校長に選ばれている。後述する高等中学校医学部、高等学校医学部を通して医学校主事、すなわち校長兼病院長の地位にあった。その地位が東京大学医学部十六年卒の医学士大谷周庵に移ったのは、吉田が病没した明治三十年である。赴任した医学士が、医学校校長として責任ある地位にこれほど長くつきえなかったのは、長崎だけである。吉田の下に、県医学校、甲種医学校、第五高等中学校医学部、第五高等学校医学部の教員として、教諭として、教授として赴任した医学士は十五名を超える。

長崎県と同様、気になるのは石川県の場合である。いうまでもなく、同県は徳川に次ぐ経済的にも豊かな大藩であった加賀藩であり、倒幕側に与した藩である。明治四年の廃藩置県後も、先著でも紹介した、かつての名蘭方医黒川良安の指導で作られた医学校の建物、施設、設備一切を県から譲り受け、県民の寄付、募金などで私立医学校として持ちこたえた。この間にも蘭医であるスロイス、二ヶ月の短期間であるがオーストリア生まれウィーン大学出の医師ローレツ、県立再移管後も同じく蘭医ホルトマンが教師として招聘されているという先進的な医学校であった。これら外国人医師への評価は極めて高かった。明治八年に県立再移管を果たした。私立学校時代から中心的役割を果たしてきた蘭方医田中真吾が、十二年からこの金沢医学校の校長を務めている。彼はその時、金沢医学校通則を作り、その中で「其概則ハ一々東京大学医学部通学生ノ規則ニ倣イ……」と明記している。十二年六月、離任したホルトマンと入れ替わるように、十三年、医学士伴野[13]、外山[13]が赴任してきている。ホルトマンに代わる役目が期待されたことは理解できる。しかし、『金沢大学医学部百年史』には、「彼らは二年足らずして金沢を去った」と何の形容詞をつけることもなく記述されている。そのまま、伴野は広島へ、外山は鳥取に赴任している。理由は明らかでないが、金沢医学校にとけ込むことの困難さがあったのでないかと類推する。

上記の諸例と対照的なのは岡山である。岡山は諸藩に比べるとむしろ遅く、明治二年に藩侯の命令で緒方洪庵の弟子達が藩医学校を設立し、朝廷をはじめ全国的な西洋医学導入の流れに同調し、ボードゥインの甥であるオランダ陸軍軍医ロイトルを招聘するなどその充実に努めた。版籍奉還、廃藩置県の波浪にも、加賀藩同様経済的に恵まれていたためであろう、私立医学校として持ちこたえ、他県と同じように明治九年には岡山県公立病院に復帰していた。十二年四月、この病院にも、米人宣教師Ｊ・Ｃ・ベリーを医学教師として招請した。ベリーの場合は、前任のロイトルらのようにはうまくいかず、日本人院長を辞めさせようとするなど当時の岡山病院は混乱の状態にあった。このような中に、十二年医学士清野[12]は製薬学士吉田、東大医学部別課卒業生小川とともに赴任してきた。この時のエピソードを鈴木要吾は東京医事新誌２９７２号誌上に次のように紹介している。「十二年度卒業学士清野勇岡山県立病院及学校の長として同年十月赴任した。前院長は難波という漢方医の大家、清野は二十五才の新学士然も豪傑長谷川泰の息のかかる急進家であった。よって赴任早々病院改革に着手し従来の教師を解雇一掃し、学制を改め、従来の生徒を退校せしめるという思い切った処置に出た。その上同校顧問の宣教師兼医師である米人ベリーを免ぜんとしたから問題となった。時の知事がこの断行を大いに怒り、両者の間に大議論となり、知事は職権を盾に清野は長谷川譲りの猪突勇気を以って両々降らず、山雨正に至らんとしたものであるが、書記官等の仲裁となり漸く事なきを得た。第一回の新学士であるから其鼻息は当るべからざるものがあった。」清野[12]は、ミュルレルが大学東校で行ったことを再現したものとみられる。表十に示したように、ついで十三年に菅[13]、十四年に山縣[14]、十五年には中浜[14]が加わり、その道程は、後述するように第三高等中学医学部、第三高校医学部など決して容易ではない経過をたどっていくが、ついには現在の岡山大学医学部に連なっていく。

陸海軍、警視庁、内務省の場合はいざ知らず、各府県に赴任した医学士の給与は月額百二十円前後であった。当時としては極めてといってもよい高給である。明治二十六年中外医事新報324号によれば、当時の帝国大学医科大学生理学教授大沢謙二の年俸は千二百円、衛生学教授緒方正規、解剖学教授小金井良精のそれは千百円、内科第二講座青山胤通、外科学第二講座高橋三吉のそれは千円、眼科講座河本重治郎、小児科学講座弘田長のそれは九百円であったという。また、十五年当時、准判任御用掛として卒業時大学に残った同年卒の青山胤通の月給は三十円、同年卒で同じく大学に残った佐藤三吉のそれは二十五円であったという資料も残っている。入沢の『赤門懐古』にも記述されているが、卒後各県医学校に赴任すれば毎月百二十円入るからと派手に金を使い、寮生時代から高利貸の金に手を染めた医学生もいたといわれている。ついでといっては語弊があるが、当時の庶民の収入の状態を井上清の『日本の歴史』下巻50頁から引用しておこう。明治三十年頃のことであるが、五反歩耕作の小作人の一年の所得は五十円前後、当時の職人の年間所得は百二十―百三十円、日雇い人足のそれは九十―百円であったと紹介されている。

鈴木要吾は、明治九年から十九年までの卒業生として社会に送られた医学士は四百七名に及んだとして、東京七十一、石川三十一などなど四十三各県ごとの数を示している。はっきりと明記していないが、この数は、各地に赴任した学士の延べ数であろう。同期間に東京大学医学部を卒業した卒業生の実数は二百五名である。先に紹介した六県の医学校で校長を務めた三浦省[9]の場合は極めて異例であるが、順次二つの県、三つの県の医学校に赴任した場合はそれぞれ六、二、三人と数える数え方をしたものと思う。そのトータルが四百七なのであろう。要するに、医学士が一県だけでなく多県で活躍したのだということを示そうとしたと受け止めて、間違いはなかろう。毎年、三名のドイツ留学者をはじめ、陸軍軍医、海軍軍医、内務省、そして東京大学雇いとして大学に残った医学士達が、卒業生の半分近くいたのである。すなわち各県に赴任した医学士は、毎年度の卒業生のほぼ半数であったのである。陸軍軍医を辞退して、あるいは東京大学医学部雇から、県立医学校に赴任した医学士もいるが、二十年代はともかく十年代はそんなに多くはない。しかも、岡山、千葉、福岡、長崎、仙台などその後の官立医学校につながる医学校では、十五年、二十年と一つの任地に長期に動かなかった場合も目立つから、かなりの数の医学士がかなりの数の府県立医学校を渡り歩くことを求められたと考えられる。新卒業生に、出身地とは無関係な、そして身内からも離れての、しかも後述する乙種医学校の場合などは一人での赴任で、同僚との討議、相談もかなわず、もちろん先輩からの助言も全く期待できないなどの厳しい条件が付帯している要求を課したのだとすれば、必ずしも前述の俸給は過大なものとはいえないのかもしれない。いわば自分の将来について選択の余地がなかった、かつての陸軍士官学校、海軍兵学校卒業生に近い立場に当初の医学部卒業生はあったのでなかろうか。

府県立医学校の甲乙二種への選別

官立医科大学は東京大学一校であるが、前述してきたような経過で、府県立医学校数は図8に示したように明治十三年にはすでにそのピーク数に達していた。官公立医学校は公費による補助に加え、給費制度もあり、月謝自体も比較的低廉である。私立医学校はもともと小規模のものが多かったが、図に示したように、公立医学校とは対照的に、急速に減少していった。

このような事態になれば、当局が府県立医学校の質を正し、内容の充実を求めようとするのは当然の成り行きであろう。明治十五年、文部省は医学校通則を布達した。その第二条に、医学校ハ之ヲ分テ甲乙二種トス甲種ハ尋常ノ医学科ヲ教授シ以テ医師ノ具成ヲ図リ上款ニ遵ヒ之ヲ設置スルモノトス乙種ハ簡易ノ医学科ヲ教授シ以テ医師ノ速成ヲ図ルトキ若クハ甲種ヲ設置スル能ハサルトキニ於テ下款ニ遵ヒ之ヲ設置スルモノトス

とある。上款として、甲種医学校の学科を規定し、物理学、化学、動物学、植物学、解剖学、組織学、生理学、病理学、薬物学、内科、外科、眼科、産科、内科臨床講義、外科臨床講義、衛生学、裁判医学を必修と定め、修業年限四ヶ年以上、授業日数少なくとも毎年三十二週、一週二十四時間と定めている。東京大学のカリキュラムをもろに取り入れたものとしても、当時としては極めて近代的なものである。東京大学医学部が正式に発足してからやっと五年が経過した時点である。

受験資格としては、和漢文、算術、代数、幾何、物理学、化学、動物学、植物学につき初等中学卒以上の学力を有するものとしている。東京医学校初期の受験生の時代に比べれば、これも、小、中学校教育が充実してきていたことを示そう。

下款に、乙種医学校としては、甲種医学校の課目から動・植物学、組織学、病理学、衛生学、裁判医学の六種目を減じた十一科目、修業年限は三年、授業時間は甲種医学校と同じと規定している。

甲乙いずれの医学校にも臨床実験の用に供するに足るべき病院を備えてなければならないとしている。

甲種医学校では以上のようにより広範な課目がより長く課せられるため、甲種医学校では教員中少なくとも三名は東京大学卒の医学士でなければならないと規定された。これに対し、乙種医学校では教員中少なくとも一名が医学士であればよいとされた。

この特異差のため、甲種医学校の卒業生は、東京大学医学部の卒業生、すなわち医学士と同じように無試験で医術開業免許が下付される。いうまでもないが、乙種医学校卒業生には医術開業試験受験が課せられる。

甲乙いずれでも、重要な学科は医学士が分担しなければならない。もっとも、外国の医学校を卒業した者など、学士と相応の学力を有すると認められる（ドクトル・メヂチネ）時は、文部卿の認可を経て学士に代えることができた。前述した大阪病院長の吉田顕三はその代表例である。

甲乙両医学校の規定の中には、英語にしろドイツ語にしろ外国語という文字は出てこない。

先の世界大戦までイギリスの海外領土であったという点が大きな違いであろうが、シンガポール、インドなどでは、英語での医学教育が続けられたのである。わが国にあっても明治の始まり当初から、西欧医学を導入しようとした意思は極めて大きかった。しかし、外国人教師を雇用する経済的負担の問題があったことは事実であろうが、これを速やかに自国語で消化し、可及的速やかに自分の言葉で医学教育をという強固な思いが、当初からあったということができるのではないだろうか。

甲種医学校卒業生は医術開業試験を免除するという当局の意図は、明治十三年頃には各府県の医学校に伝わっていたように思われる。先に提示した表十にみるように、十四年度に福岡、岡山の医学校ではすでに三名の医学士をそろえていた。『岡山大学医学部百年史』には、三医学士と東大卒の製薬士及び数名の東大別課卒の得業士を擁し、医学士赴任時県医学校生も改めて採用しなおして従来の学生を一新しているから、岡山医学校卒業生は無試験での医術開業免状取得を認めてくれという岡山県当局からの要請文を、明治十四年十一月十日付で内務省に送ったと記述されている（１６５頁）。これらの努力は新進気鋭の清野[12]、菅[13]、山縣[14]ら諸学士におうことが大きいが、県当事者は岡山医学校が全国医学校に先駆けて、卒業生の医術開業試験無試験の資格を勝ち取ったと誇っている。これらの事態をみつめていると、医学士の派遣には、先に述べたように東京大学医学部当局と内務省の意向だけでなく、府県側の要請も受け入れられていたのでないかとも考えられる。

医学士三名の赴任は、表十の上で明らかなように、十四年度の二校から十五年度には京都、愛知、石川、千葉、宮城へ、十六年度にはさらに熊本、大分、愛媛、和歌山、三重、新潟、福島、岩手、秋田の各県へと拡大している。以上は文部省の資料によるわけであるが、鈴木要吾（東京医事新誌２９７３号）によれば明治十六年度に、上記以外に高松、堺、栃木、長野、徳島が甲種医学校になったとされている。

一方、高知は以上の各県とは異なった動きを示した。九年卒の柳下在任中、十五年に吉益[15]が赴任したが、十六年には柳下[9]が肺結核であろう死亡した。その後十七年卒の本多忠夫が赴任した（十八年東京での地方学士会に高知代表で出席の記録がある）が、三年後には海軍に移動している。医学士一人では、校長と病院長を兼務し、多忙を極めたのは高知医学校だけではないであろう。赴任した医学士が、甲種医学校への昇格を期待したとしても、赴任先の県の経済的理由もあろう、少なくとも三人の医学士を集めることを県当局が納得しなければ実現は難しい。このあたりが、本多[17]が高知医学校から海軍に移った理由であったと考えさせる記述がある（磯貝元『築地施療病院の生涯―東京市営最初の総合病院―』）。どのくらいの県医学校が乙種でとどまっていたのか、その詳細を知りえない。経済状態などが影響し、高給の医学士三人を雇い、文部省が要求するかなりのレベルでの設備などの負担に耐えられないという県は高知以外にもあったのでないだろうか。

甲種、乙種の問題でなく、医学校自体も維持できなかった事例もある。後述する県医学校閉鎖が問題になる前の明治十九年、徳島医学校は閉鎖され、表十にもみられる劉[16]は、徳島医学校生徒三十三名を引き連れ、自身教諭兼副校長として、移ってきたという大阪医学校の記録がある。

先にも触れた明治十八年七月、東京で開催された地方学士会の集会の記録が残っているが、以下の医学士諸氏の十八年度の所属がわかる（東京医事新誌２９７３号）。それをみると表十に記載されている宮城の柴田[15]、瀬川[15]、京都の猪子[15]、斉藤[15]、愛知の小倉[15]、川原[16]、岐阜の佐々木[16]、秋田の芳村[15]の各医学士は十八年も継続して同所に勤務、十五年から岡山に赴任した中浜[14]が同年から金沢に、先に記述した十七年から続いて本多[17]が高知に、新しく十八年卒の柏村[18]が新潟に、同井上[18]が新潟高田に、飯田[14]が三重に新しく赴任しているのがわかる。

十七、十八年度と卒業生の府県医学校への赴任はさらに増えたのであろうが、最終的に甲種医学校、乙種医学校は、それぞれ何校であったのかを明らかにする資料を入手しえていない。

8 府県立医学校の廃止と医学校の改編

高等中学校医学部、高等学校医学部そして医学専門学校に

府県立医学校はさらに、予想もしていなかった厳しい変化を求められた。

明治十八年十二月二十二日、太政官制が廃止され、新たに内閣制に改められた。外務、内務、大蔵、陸軍、海軍、司法、文部、農商務、逓信の九省が設置され、第一次伊藤内閣が発足した。初代文部大臣に就任した森有礼は、鋭意教育制度の改革・充実に努力した。帝国大学令、小学校、中学校、高等師範学校、高等中学校、東京商業学校などの官制が続々施行された。この時代に、戦前のわが国の教育制度は、ほぼ全体的に確立されたとする見方もある。

明治十九年三月、〝帝國大學ハ國家ノ須要ニ應スル學術技藝ヲ教授シ及其蘊奥ヲ攻究スルヲ以テ目的トス〟の文言で知られる帝国大学令が施行された。日本の高等教育の中心である東京帝国大学が官僚養成の機関となるように改組され、大学の全職員は政府の管理下に置かれ、官吏としての責任と制限に従

い、官僚としての身分を与えられた（E・Hノーマン著、大窪訳『日本における近代国家の成立』）。

本勅令の公布一ヶ月後、同年四月九日に勅令第十五号で中学校令が公布された。

次々と発令された医学校関連の勅令、文部省省令、文部省告示を、相互の関連の理解を助けると思うので、煩雑の感を否定しないが敢えて発令年次順に表示する（註3）。

明治十九年四月公布された勅令第十五号をみると、明治五年に公布され、十二年には廃止されたわが国初の学制を思い出す。当時は、全国を八大学区に分け、各区に一大学を置くとしたものである。今回は、その第四条にみるように、八区が五区に、各区に一大学が、各区に一高等中学に変わった。

先に記述したように、十九年三月公布の帝国大学令による東京帝国大学は別格として、当時は、帝国大学に次ぐ高位の教育機関に相当するものが高等中学校であるとみなしたのであろう。その故に、第三条にみられているように、高等中学は、帝国大学の分科大学に匹敵する法科、医科、工科、文科、理科、農業、商業などの分科をもつことができるとされている。当初は、府県医学校をこのような形で高等中学校の医学部として取り込もうと考えていたのであろう。東京帝国大学と同じように、高等中学校にそのすべてを備えるわけではなかったのであろう、またあまり問題としてとりあげられてこなかったと思うが、高等中学校文学部、法学部、工学部などの構想が当然ありえたはずである。

次に出された十九年七月一日付の文部省令第十六号は、高等中学校の学科及びその程度を規定したものである。しかし、ここで混乱をきたしていることは、その第二条に、高等中学校の修業年限は二年としていることである。これは高等中学校を、明治十六年頃から形作られていた東京大学予備門と同等のものとした考え方を持ち込まれたものであろう。このため先の勅令第十五号とかわって、修業年限四年の医学部本科に相当する府県医学校と高等中学校がどのような関係になるのか明らかでなくなっている。

ついで、十九年十一月に出された文部省告示第三号で、全国を五区に分け、それぞれでの高等中学校設置位置が示された。現在からみれば極めて特徴ある区分けである（第三区に落ちている奈良、香川は後に訂正追加されている）。高等中学校設置位置は第一区は東京に、第三区は京都に、第四区は金沢と決められている。なお第二区、第五区の場所は追って定めるとされている。その年の十二月に出された文部省告示第四号で、第二区は仙台、二十年四月十五日の文部省告示第二号で、第五区の高等中学設置場所は熊本と決定された。仙台のそれが第二、金沢は第四高等中学校と決められたのが同四月十八日の文部省告示第三号、熊本に第五高等中学校を置くと決められたのが同五月三十日の告示第五号である。

十九年四月の勅令第十五号中学校令第三条で、医科の文言がみられているから、高等中学校とどんな形で関係するようになるのだろうかと、医学士を含む各府県医学校関係者たちが当然考え悩んでいたであろうが、医学校に関しての告示が出されたのは、当中学校令が出されてから一年四ヶ月後、明治二十年八月十九日の文部省告示第六号である。

それも註3の上で読んでほしい。高等中学校の医科を教授するところを医学部とし、第一から第五高等中学校のそれぞれに置く。第二高等中学校医学部は仙台に、第三のそれは岡山に、第四は金沢と同時に告示されたが、第一、第五高等中学校医学部の設置場所は未決定であった。第五高等中学校医学部が長崎に決まったのは二十年八月二十七日の告示第七号、第一のそれが千葉に決まったのは九月二十七日の告示第八号である。東京は千葉、京都は岡山、熊本は長崎とそれぞれ高等中学校本校及び本部と医学部とが離れて設置されることになった。

高等中学校自体については調べていないが、医学部の誘致については、文部省から設置を希望する県へ、極めて高額な設備費の用意が要求されたようである。第一高等中学校医学部については愛知、千葉、静岡、栃木、茨城、山梨の各県が、第三高等中学校医学部については大阪、京都、岡山の間で、第四については金沢、福井、富山の間で取り合ったという記録が残されている。これら各医科大学の百年史で、そのあたりの状況をうかがうことができる。それらをみると、各県の医学校に赴任していた医学士の諸君が、それまで彼らの努力を傾注して発展させてきた府県立医学校を、さらに継続発展させようと努力している様子もうかがわれる。県議会、商工会の協力、元藩主、地元の人々の寄付などの協力が求められ、より巨額の資金を用意できたところに医学部が落ち着いたというのが実態のようである。

同年九月十七日、第一高等中学校医学部の設置場所が決まらないうちに、文部省令第九号として、高等中学校医学部の学科及びその程度が公示された。学科の内容は註3をみてほしい。甲種医学校のそれと（127頁）比べると、英語、外科病理学、婦人科学、体操が加わっているが、内科臨床講義、外科臨床講義がなくなっている。ただし、英語は第一学年に週三時間である。ドイツ語の授業はどこにもない。修業年限は四年、年齢十七歳以上、尋常中学校卒業者を受験資格者としている。この条文をみる限りは、従来の甲種府県立医学校と大差はないが、当局は各校の医学士の数を甲種医学校の三倍程度に増やし、その内容を充実させる努力を二十一年当初から始めている。

府県立医学校にとって最も決定的な出来事は、上記文部省令第九号が出た十三日後の、明治二十年九月三十日に出された勅令第四十八号の公布である。すなわち「府県立医学校ノ費用ハ明治二十一年度以降地方税ヲ以テ之ヲ支弁スルコトヲ得ス」。

この結果が、図八上の明治二十年から二十一年にかけての急速な府県立医学校数の減少の実態である。勅令の公布をうけ、甲種、乙種医学校は各県で相次いで廃止された。中外医事新報１９３号には、千葉県立医学校二十七名、新潟県立医学校二十二名、広島県立医学校十一名、熊本県立医学校十六名、兵庫県立医学校六十名と各県甲種医学校が最後の卒業生を送り出し、千葉、新潟、福井、広島、秋田、石川、宮城、鹿児島の各県立医学校が廃校されたとの記事が掲載されている。

二十一年以降存在しえた官公立医学校は、図八上にも記入したが、官立の東京帝国大学医科大学、第一から第五の高等中学校医学部、これらに加え、県からの援助がなくても市などの援助で存続しえた大阪市、京都市、名古屋市の公立医学校計九校である。

『学制八十年史』には、「明治二十年九月の勅令第四十八号は、公立学校を禁じて官立医学校の発達を期するにあった」としている。

明治八年以来、各県で争うように医学校を設立したが、同十七年頃よりの地方経済の不振とともに学校の維持に困難を生じ、これを府県に一任すれば設備の不完全になるを免れず、医学教育の進歩を妨げることになるであろうと判断されたので、政府は不完全な府県立医学校を廃し、完備した官立医学校をもってこれと代えたのだと考えられている。確かに、県議会で経済的負担の多さから、本勅令公布以前に、医学校存続の可否が論じられたことが複数県の記録として残されている。

しかし、東京大学医学部卒業後身内からも離れ、出身地とも全く関係ない遠隔の地で、経験が十分とはいえない卒後から医学校の校長兼病院長として、医学教育に、診療に全霊を注ぎ込んできた彼らにとっては、廃校という勅令は、晴天の霹靂のような出来事であったのではないだろうか。しかも、府県立医学校とどう関係するのか極めて不明確な高等中学校問題が一年半余にわたって論議されていた末の突然のことである。

実は、医学校の廃校が命じられたのは、これが初めてのことではない。明治四年の廃藩置県の際に、それまで藩の指導で医学校の充実を図ってきたいくつもの県で、その廃校を余儀なくされたことを先著で記述した。

ついで十月十九日、文部省告示第十号として高等中学校生徒定員を公示した（註3）。第一高等中学校医学部の定員は四百名、第二が二百名、第三が四百名、第四が二百名、第五高等中学校医学部が四百名である。医学部以外は本科予科の人数として記載されているから、これらの数は医学生全体としての数であろう。医学部の場合、修業年限が四年であるから、一学年は、第一、三、五高等中学校医学部で百名、第二、第四で五十名ということになる。それにしても毎年、最大四百名の医学生が卒業する勘定である。しかも、これらの卒業生は、医術開業試験は免除されている。なお、高等中学校における本科、予科がどのようなものかはこれまでの文部省令あるいは公示に明瞭な記述はない。

『医制八十年史』の第七表医師数によれば、東京大学医学部卒を含め、医学校卒業で医師免許取得者は明治十五年で二百二名、同十六年で三百九十三名である。上記五つの官立医学校の卒業生数四百名は、東京大学医学部卒業生を含めない数である。この時点にいたって、当初からの念願であった、西洋医学を身につけた医師を速やかに全国に送り出したいとしてきた当局の願いは充足される見通しがついたといえるのでないだろうか。

明治九年前後から各府県に医学校をたちあげ、十五年には三人の医学士を送り込み、甲種医学校を定めたことは当時としては大きな改革、進歩であった。それが動き出してみると、各府県での医師育成はなお不安定であり、卒業生の質について必ずしも満足しえない問題があり、明治十年代の後半に入り、一日も早く文部省管轄下での医師育成が望まれていたのであろう。

この矢継ぎ早な勅令、文部省令、文部省告示の連続をみていると、このような問題点の存在が注目されていたであろうことを考えさせる。

この間も僻地にあり活躍を続けた医学士諸君については、しばし離れ、医学教育制度の変化についてなお続けなければならない。

二十二年、森有礼が没したあと、二十六年井上毅が文部大臣に就任するまで四年間に七人の文部大臣が交代した。同じく註3に示した明治二十七年六月二十三日の高等学校令にみるように、井上は各高等中学校を高等学校に改め、帝国大学に入学するための予科であると同時に、第二、三条にみるように帝国大学より程度は低いが専門学科を教授するところと、従来より明確に高等学校を規定した。そのあらわれとして、明治二十七年七月の第十五号、第十六号文部省令にみられるが、すべての高等学校にある大学予科及び医学部に加え、第三高等学校には法学部、工学部を設置し、法学部、医学部、工学部の修業年限は四年、大学予科のそれは三年と明確に規定した。同年の文部省令第十八号で、大学予科の規定も明確に定めた。かつての旧制高校一部の法文系、二部の理科・工学系、三部の医学・農学部系志向の形態はこの時できあがったものである。

明治三十三年には新たに京都帝国大学が生まれたが、所謂旧制高校と専門学校が同居した形態は、明治三十四年三月の勅令第二十四号、文部省直轄諸学校官制改正が公布されて変わった。註3の末尾にあるように、高等学校は、医学部、法学部、工学部を分離し、第一—第五高等学校医学部は千葉、仙台、岡山、金沢、長崎の各医学専門学校として独立し、戦前の高等学校、専門学校、大学の形態がここにできあがった。

高等中学校医学部の教員

第一から第五高等中学校医学部すべてについてほぼ同様にいえるが、それまで存続していたそれぞれの医学校は廃校され、医学校校舎は各高等中学校医学部校舎が新設されるまで、仮校舎として継続使用された。付属病院は県立病院に改組され、新築後も県の施設として高等中学校医学部学生の教育の場として供され、その診療要員は医学部の教員が兼任する形をとった。

教員を含め職員に関しても、先に触れたように、従来の県職員から文部省官吏に変更になり、甲種医学校の三人から大幅な医学士の増員が行われた。その後の高等学校医学部、医学専門学校に赴任した医学士たちは、それまでの府県医学校へ赴任した医学士諸氏達とは異なり、その赴任は当時の中外医事新報、東京医事新誌などの医学誌に文部省辞令として公開されている。まさに文部省医学関連官吏となったわけである。もっとも、明治九年の第一回卒業生以来、この年まで各県に赴任していた医学士達も、当初からまさに政府の管理下に置かれた官吏のように行動していたといえよう。

教員人事について、各校別に記述するのは煩雑すぎるから、必要な向きは各「医科大学の百年史」などを参照していただき、その一例として第一高等中学校医学部について、県立医学校から第一高等中学校医学部、第一高等学校医学部への移行を中心に記述する。

表十一をみていただきたい。千葉の第一高等中学校医学部は、前にも触れたが明治九年東京医学校卒

の浅川岩瀬が公立千葉医学校教頭として明治九年赴任した時がそのスタートである。浅川は明治十三年まで勤め、同年赴任してきた長尾[13]と交代している。十四年に石川[13]が加わり、十五年には熊谷[15]が赴任してきて、甲種医学校の医学士三人の条件が充足された。十七年には熊谷と交代する形で荻生[17]、さらに山本[17]が加わり、この時点で医学士の数は四人になっている。あたかも二十一年からの高等中学校医学部への改変を予測していたかのように、十九年には堤[19]、桂[19]が加わり、医学士は六人となっている。この六人は千葉甲種医学校の廃校、第一高等中学校医学部のスタートに関与した。明治二十三年度には、この六人に三輪[19]、大西[20]、村松[20]の三人が増員されて同医学部の充実が図られている。第一高等中学校医学部発足時の石川[13]、山本[17]、桂[19]、堤[19]、大西[20]、村松[20]らは表十一に示した後続の医学士達と交代して千葉を離れている。長尾[13]、荻生[17]、筒井（八）[22]、三輪[19]の四人は、本校の中心として、その後の第一高等学校医学部、千葉医専への移行にもその役割を果たした。

東京帝国大学医科大学（東京大学医学部は帝国大学の発足とともにこのように改名された）は別格として、各高等中学校医学部では、千葉のそれとよく類似し、驚くことであるがそれぞれに、同じように長年にわたり中心的役割を果たした人物がいた。第二高等中学校のそれは山縣（仲芸）[14]である。彼は、大学卒後直ちに岡山医学校教諭兼同病院副院長に就任、外科の分野で大きく貢献、二十一年三月、岡山から第二高等中学校医学部発足とともに同校の医学部長、病院長として仙台に転任、三十四年からは仙台医専の校長も務めた。第三高等中学校医学部では、千葉の長尾[13]と同年卒の菅[13]である。第四のそれ

表 11　甲種千葉医学校―第一高等学校医学部時代の教員

公立千葉医学校、県立甲種千葉医学校時代

浅川岩瀬 9（公立千葉病院院長、教頭）	9 ― 13 年

県立甲種千葉医学校

長尾精一 13（婦人科・産科・小児科）	13 年―		
石川公一 13（内科）	14 年―		
熊谷茂樹 15（眼科）	15 ― 17 年	萩生録造 17（眼科）	17 年―
山本次郎平 17（解剖・生理）	17 ― 21 年		
堤宗卿 19（外科・皮膚科）	19 ― 21 年		
桂秀馬 19（外科）	19 年―		

第一高等中学校医学部			第一高等学校医学部	
23 年	25 年	27 年	29 年	33 年
長尾精一 13	〃	〃	〃	〃
萩生録造 17	〃	〃	〃	〃
石川公一 13	瀬川昌耆 15（内科）	〃	〃	多納栄一郎（NM）
山本次郎平 17	筒井秀二郎 19（解剖）	〃	〃	〃
桂秀馬 19	筒井八百珠 23（外科）	〃	〃	〃
堤宗卿 19	〃	〃	宮入慶之助 23（生理）	逸見一貫（NM）
三輪徳寛 19（外科）	〃	〃	〃	〃
大西克孝 20（病理）	〃	〃	〃	井上善治郎 23（内科）
村松三省 20（解剖）	高橋真吉 23（病理）	米川虎吉 26（解剖）	野川二朗 15（内科・小児科）	〃

NM：非医学士

は、木村[16]である。第五のそれは、明治九年の開校以来明治三十年までその校長を務めた、ただ一人の非医学士吉田健康である。

中心的人材に加え、表十一では千葉の例を示したが、東京帝国大学医科大学、後発の京都帝国大学医科大学は別としても、その他の各官公立医学校では同様な医学士の出入りがみられる。医学専門学校が発足したあとも、それぞれ多数の医学士が出入りして、各校で教諭、教授としての役割を果たした。

当然といえばその通りであるが、明治十年代、前述してきた各県の医学校に赴任した医学士諸君が一人で、ついで三人となって、医学校及び病院で彼らの役割を果たしていた時代と比べると、二十、三十年代と医学校はよりよく組織化され、合理化された段階に入ったということができよう。

（註3）医学校、高等中学校医学部、高等学校医学部、医学専門学校関連勅令、省令、告示

勅令第十五号 中学校令　明治十九年四月九日

第一条　中学校ハ実業ニ就カント欲シ又ハ高等ノ学校ニ入ラント欲スルモノニ須要ナル教育ヲ為ス所トス

第二条　中学校ヲ分チテ高等尋常ノ二等トス高等中学校ハ文部大臣ノ管理ニ属ス

第三条　高等中学ハ法科医科工科文科理科農業商業等ノ分科ヲ設クル事ヲ得

第四条　高等中学ハ全国（北海道沖縄ヲ除ク）ヲ五区ニ分画シ毎区ニ一箇所ヲ設置ス其区域ハ文部大臣ノ定ムル所ニ依ル

第五条　高等中学校ノ経費ハ国庫ヨリ之ヲ支弁シ又国庫ト該学校設置区域内ニ在ル府県ノ地方税等ニ依リ

之ヲ支弁スルコトアルベシ但此場合ニ於テハ其管理及経費分担ノ方法等ハ別ニ之ヲ定ムベシ
第六条　尋常中学校ハ各府県ニ於テ便宜之ヲ設置スルコトヲ得但其地方税ノ支弁又ハ補助ニ係ルモノハ各府県一箇所ニ限ルベシ
第七条　中学校ノ学科及其程度ハ文部大臣ノ定ムル所ニ依ル
第八条　中学校ノ教科書ハ文部大臣ノ検定シタルモノニ限ルベシ
第九条　尋常中学校ハ区町村費ヲ以テ設置スルコトヲ得ス

文部省令第十六号　明治十九年七月一日
勅令第十五号中学校令第七条ニ基キ高等中学校ノ学科及其程度ヲ定ムルコト左ノ如シ
第一条　高等中学校ノ学科ハ国語漢文第一外国語第二外国語羅甸語地理歴史数学動物植物地質鉱物物理化学天文理財学哲学図画力学測量及体操トス第一外国語ハ通常英語トシ第二外国語ハ通常独逸語若クハ仏語トス
第二条　高等中学校ノ修業年限ハ二箇年トス
第三条　高等中学校ニ於テハ二級ヲ設ケ毎級ノ授業期限ヲ一年トシ一年以内ニ於ハ凡四十週授業スベキモノトス
第四条　高等中学校ノ各学科授業ノ字数凡左ノ如シ（表）
（表の中の：表中法学医学工学文学理学とあるは主として分科大学を指したるものなり：と註されている。大学予備門と同等のものである。『学令全書』１０４頁、明治十九年）

文部省告示第三号　明治十九年十一月三十日官報

勅令第十五号中学校令第四条ニ基キ高等中学校ノ設置区域ヲ定ムルコト左ノ如シ
　高等中学校ノ設置区域
第一条　高等中学校ノ設置区域左ノ如シ
　第一区　東京府　神奈川県　埼玉県　千葉県　茨城県　群馬県　栃木県　愛知県
　　静岡県　山梨県　長野県
　第二区　宮城県　福島県　岩手県　青森県　山形県　秋田県
　第三区　京都府　大阪府　兵庫県　三重県　滋賀県　岐阜県　鳥取県　島根県　岡山県
　　広島県　山口県　和歌山県　徳島県　愛媛県　高知県（奈良、香川　欠落）
　第四区　新潟県　福井県　石川県　富山県
　第五区　長崎県　福岡県　大分県　佐賀県　熊本県　宮崎県　鹿児島県
第二条　高等中学校ノ位置第一区ハ東京第三区ハ京都第四区ハ金沢トシ第二区第五区ハ追テ之ヲ定ム

　文部省告示第四号　明治十九年十二月九日
文部省告示第三号高等中学校ノ設置区域第二条高等中学校ノ位置第二区ハ仙台トス

　文部省告示第二号　明治二十年四月十五日
明治十九年十一月文部省告示第三号高等中学校ノ設地区域第二条高等中学校ノ位置第五区ハ熊本トス

　文部省告示第三号　明治二十年四月十八日

今般高等中学校設置区域第二区内仙台第四区内金沢ニ高等中学校ヲ設置シ仙台ニ設置スルモノヲ第二高等中学校ト称シ金沢ニ設置スルモノヲ第四高等中学校ト称ス

文部省告示第五号　明治二十年五月三十日
今般高等中学校設置区域第五区内熊本ニ高等中学校ヲ設置シ第五高等中学校ト称ス

文部省告示第六号　明治二十年八月十九日
明治十九年四月勅令第十五号中学校令第三条高等中学校ノ医科ヲ教授スル所ヲ医学部トシ第一ヨリ第五ニ至ル各高等中学校ニ之ヲ設ク第二高等中学校医学部ハ仙台ニ第三高等中学校医学部ハ岡山ニ第四高等中学校医学部ハ金沢ニ置キ第一第五高等中学校医学部ノ位置ハ追テ之ヲ定ム

文部省告示第七号　明治二十年八月二十七日
本年八月文部省告示第六号中第五高等中学校医学部ハ長崎ニ之ヲ置ク

文部省令第九号　明治二十年九月十七日
明治十九年四月勅令十五号中学校令第七条ニ基キ高等中学校医学部ノ学科及其程度ヲ定ムルコト左ノ如シ
高等中学校医学部ノ学科及其程度
第一条　高等中学校医学部ノ学科ハ英語、動物学、植物学、物理学、化学、解剖学、組織学、生理学、薬

物学、病理学、外科病理学、内科学、外科学、眼科学、産科及婦人科学、裁判医学、衛生学及体
操トス
第二条　高等中学校ノ修業年限ハ四箇年トス
第三条　高等中学校ニ於テハ四級ヲ設ケ毎級期限ヲ一年トシ一年内ニ於テハ凡四十週授業スベキモノトス
第四条　高等中学校医学部ノ各学科時数凡左ノ如シ
（以下各学科、各週、各学年毎ノ時間数ノ表示、タトエバ英語、一年時週三時間、物理学五時間、解剖学一年次六時間、二年次五時間、内科学二年次二時間、三年次十四時間、四年次十二時間等）
第五条　略
第六条　高等中学医学部ノ第一年級ニ入ルコトヲ得ヘキモノハ品行端正身体健康年令満十七年以上ニシテ尋常中学校ヲ卒業シタルモノ若クハ之ニ均シキ学力ヲ有スルモノトス
第七条　高等中学校医学部ニ於テハ第四年級ノ学年試業ヲ終ヘタル後更ニ全科ノ課目ニ就キ卒業試問ヲ行ヒ合格ノ者ニハ卒業證書ヲ授与スヘシ

文部省告示第八号　明治二十年九月二十七日
本年八月文部省告示第六号中第一高等中学校医学部ハ千葉ニ之ヲ置ク

勅令第四十八号　明治二十年九月三十日
府県立医学校ノ費用ハ明治二十一年度以降地方税ヲ以テ之ヲ支弁スルコトヲ得ス

文部省告示第十号　明治二十年十月十九日

明治十九年四月勅令第十五号中学校令第4条高等中学校生徒ノ定員左ノ如シ

但第一高等中学校本科予科生徒ハ現今定員ニ超過スルヲ以テ明治二十三年九月ヲ期シ定員ニ相当セシムへシ

高等中学校生徒定員

本科・予科	九百二十人		第一高等中学校
医科	四百人		
	計	千三百二十人	
本科・予科	四百六十人		第二高等中学校
医科	二百人		
	計	六百六十人	
本科・予科	千百五十人		第三高等中学校
医科	四百人		
	計	千五百五十人	
本科・予科	四百六十人		第四高等中学校
医科	二百人		
	計	六百六十人	
本科・予科	六百九十人		第五高等中学校
医科	四百人		
	計	千九十人	

勅令第七五号　明治二十七年六月二十三日

高等学校令

第一条　第一高等中学校、第二高等中学校、第三高等中学校、第四高等中学校及第五高等中学校ヲ高等学校ト改称ス

第二条　高等学校ハ専門学科ヲ教授スル所トス但帝国大学ニ入学スル者ノ為メ予科ヲ設クルコトヲ得

第三条　高等学校ハ其ノ付属トシテ低度ナル特別学科ヲ設クルコトヲ得

第四条　高等学校ニ於テ設クル所ノ学科及講座ノ数ハ文部大臣之ヲ定ム

付則

第五条　本令ハ明治二十七年九月十一日ヨリ施行ス但各高等学校ニ於テ学科ヲ設置スルノ時期ハ文部大臣之ヲ指定スヘシ

本令ヲ施行シ又ハ一部ヲ施行スル所ノ高等学校ニ於テ高等中学校ノ学科ヲ履修スル年限内ニ在ル生徒ノ為ニ旧学科ヲ存スルコトヲ得

文部省令第十五号　明治二十七年七月十二日

第三高等学校ニ法学部医学部工学部ヲ設置シ第一第二第四第五高等学校に医学部及大学予科ヲ設置ス　此ノ省令ハ明治二十七年九月十一日ヨリ施行ス

文部省令第十六号　明治二十七年七月十二日

高等学校ノ修業年限及入学程度ヲ定ムルコト左ノ如シ

高等学校修業年限及入学程度

第一条　第三高等学校ノ法学部工学部及高等学校ノ医学部ノ修業年限ハ四箇年トス但医学部ニ於ケル薬学科ノ修業年限ハ旧ニ仍ル
大学予科ノ修業年限ハ三箇年トス
第二条　高等学校入学ノ程度ハ尋常中学卒業ノ程度ニ依ル

文部省令第十七号　明治二十七年七月十七日
明治二十七年勅令第七十五号高等学校令第四条ニ依リ第三高等学校ニ設置スル法学部工学部及各高等学校ニ設置スル医学部ノ学科目及講座ノ数左ノ如シ
（以下に第三高等学校の法学部工学部及び各高等学校の医学部の学科目時間割がある）

文部省令第十八号　明治二十七年七月二十一日
高等学校ニ設置スル大学予科ノ学科規程ヲ定ムルコト左ノゴトシ
大学予科規程
第一条　大学予科ヲ三部ニ分チ第一部ハ法科及文科志望者ニ第二部ハ工科及農科（獣医科ヲ含ム）志望者ニ第三部ハ医科志望者ニ課スルモノトス
第二条　第一部ノ学科ハ倫理、国語及漢文、外国語、歴史、地理、数学、物理、動物及植物、論理、経済通論、法学通論、体操トス
第三条　第二部ノ学科ハ倫理、国語及漢文、外国語、数学、物理、化学、動物及植物、地質及鉱物、図画、測量、体操トス
第四条　第三部ノ学科ハ倫理、国語及漢文、外国語、数学、物理、化学、動物及植物、羅甸語、体操トス

英語若クハ仏語ハ生徒ノ随意科トシテ課スル事ヲ得
第五条　大学予科ノ各学科授業ノ時数左ノ如シ（本文では略）

勅令第二十四号　明治三十四年三月三十一日
文部省直轄諸学校官制改正
第一条　文部省直轄学校ハ高等師範学校女子高等師範学校札幌農学校高等商業学校第一高等学校第二高等学校第三高等学校第四高等学校第五高等学校第六高等学校第七高等学校造士館山口高等学校千葉医学専門学校仙台医学専門学校岡山医学専門学校金沢医学専門学校長崎医学専門学校東京高等工業学校東京外語学校東京美術学校東京音楽学校大阪高等工業学校東京聾唖学校トス
以下略

文部省令第八号　明治三十四年四月一日　（各高等学校医学部に）
例：第四高等学校医学部ヲ金沢医学専門学校トス　の省令布達

9 県立医学校廃止後も各県に彼らは赴任した

医学校廃止の各県への影響

前述したが、県立医学校には甲種、乙種にかかわらず、県病院の併設が求められていた。このような状態で突然医学校の廃校が命じられれば、その影響は決して小さくない。

県立医学校が存在すればともかく、もともと県病院の運営が容易ではなかった県では、県立医学校の廃止は県病院の存続問題につらなっていく。一方、それまで存在していた県病院の閉鎖は、その運営の難易とは無関係に、県民には大きな問題であるのは当然であろう。市財政の理由からの市立病院の閉鎖に対する市民の厳しい、囂々たる反論が、某市の市長をリコールしたつい最近の事例をわれわれは知っている。

二十一年早々の中外医事新報誌上に、広島では県立医学校廃止に伴い三月限りで県病院が閉鎖されるとの情報が流れ、広島医師会で、赤十字での、さらに有志家共同での私立病院としての存続論が起こったことが伝えられている。

鹿児島県でも、医学校の閉鎖とともに県病院閉鎖が問題となったためであろう、鹿児島県立医学校教諭小林[13]は早々に熊本県病院に転出した。知事ら多方面から、県病院の代わりに私立病院を立ち上げようという意見が出され、福井県病院に先輩河野[12]とともに赴任していた十八年卒の医学士高木友枝をその院長に招請したという記事が引き続いて出ている。高木[18]は鹿児島県出身というわけでもない。知事との特別な関係でもあったのであろうか。

岩手県では県病院の廃止にあたり、当初は院長、副院長での県内巡回診療の計画が出されていた。その案は中止され、副院長を務めていた十八年卒の医学士稲野権三郎が中心となり、私立岩手病院を設立し、公衆医療に従事し広く官民の便益を図るから、旧岩手県立病院の資材、施設のすべてを十年間無料で貸し出すむねが公表されている。

同様の県への申し出が、大分県でも医学校開設以来校長として尽力してきた鳥潟[12]により行われ、彼が院長を務める私立病院が実現された。彼は県病院が担当していた梅毒病院、大分監獄の患者の世話も続けていたとのことである。鳥潟は秋田県出身者である。

山口県でも、県病院の閉鎖、私立病院への転換の同じような議論がなされ、事実一時的ではあるがその転換が行われていることが、『防長医学史』に記録されている。

前述の諸県以外にも県立医学校の閉鎖と期を一にして県病院の閉鎖が検討され、実際私立病院へ移行させた県があったが、これ以上の詳細は省く。

県立医学校の閉鎖により引き起こされたもう一つの問題は、当然のことであるが、医学修業を中断させられた就学中の学生への対応である。ほぼ各県に医学校があったのであるから、修学途中の学生は当然かなりいたことであろう。彼らは、すべてが前述の官公立医学校に吸収されうるわけではない。

明治九年に創設された長谷川泰の済生学舎など107頁で紹介した既存の各地の私立医学校はこれら学生を受け入れる組織にはなりえたであろうが、この機会に広島、東京でこれら医学校生に対する対応と考えられる動きもみられている。広島県では、広島医学校の教諭であった斉藤[16]、斉藤[19]に後藤[21]が加わり、県病院職員の身分を兼ねてであるが私立医学校を興し、行き所を失った旧県立広島医学校生を教育しようと、一時的なものにせよ医学校自体の存続を図った。これには地元医師会も協力したようである。これらの努力で、広島県病院自体の運営も活発に維持されていると中外医事新報は報告している。

前述の高木[18]も、新しい私立病院の運営に加え、旧鹿児島医学校から長崎の公立医学校などに移れなかった医学生に対し、開業医試験受験の世話をしていたことも報告されている。

東京では大学東校時代から東大に関与し、十年代後半には東京大学医学部教授となり、十九年これを辞して駿河台に山龍堂医院を開業していた樫村清徳が中心となり、これに警視庁医を経て芝医院を開業していた東京医学校九年卒の三潴謙三、同じく九年卒、前述したように広島県立医学校開設当初に校長を務め、東京大学医学部眼科の教員を経て東京春日町に明々堂眼科医院を開業していた須田哲造、東京大学医学部の教員で終始し、十年代後半東京に産婦人科医院を開業した同じく東京医学校九年卒の櫻井郁二郎が集い、新しく東京医学校を開校している。各自がそれぞれ専門学科を担当、さらに東京大学の教授、大学に残った医学士がその教育に参加している。

前述の岩手県の稲野[18]、大分県の鳥潟[12]の私立病院の設立とは立場が異なるが、この機会に、県立医学校教員を退職し任地などに居を構え、個人的に開業した医学士もあった。前述した神戸の佐野誉[18]などはその一例である。

医学士の赴任

一方、医学士の各県への赴任は表十二に示したように、十年代に劣らず続いている。

これら各県病院への医学士赴任の情報については、前述した十年代の東京大学医学部一覧に相当する公式な資料はなく、二十年代以降の中外医事新報などの医事関係誌上で、またすべての県に備わっているとは言いがたいが「各県の医史」も参考に調べたものである。表十二はこのようにして調べた二十一―二十三年のそれを表十と同じように示した。できる限り個人の各県への赴任歴を追跡していければと思うのであるが、ここからは県単位での経年的にみた医学士の赴任をまとめていくことにならざるをえない。

明らかな差は、複数の医学士の赴任をみる府県が、表十二では表十に比べて少ないことであろう。表

表 12　卒業生及び医学士の赴任先（II）

		明治 21 年	明治 22 年	明治 23 年
1	札幌		屋代 20・撫養 20	屋代 20
	(根室)			撫養 20
	(函館)			渡辺健 21
	(小樽)			渡辺文 21
2	青森			
3	岩手	稲野 18	稲野 18	稲野 18
4	秋田	奥田 18	同左	橋爪別 20
5	仙台	…………………………	…………………………	…………………………
6	山形			
7	福島	5 一北村 20	南 16	5 一磯 16・栗本 20
8	新潟	長谷川 17・池原 20	同左	同左
	(長岡)	柏村 18	同左	甲野 20
	(三条)	長町 14	同左	
9	富山			山田 20
10	石川	…………………………	…………………………	…………………………
11	福井	河野 12（高木 18）	河野 12	河野 12
12	茨城			
13	栃木			
14	群馬	山崎泰 9	同左	同左
15	千葉	…………………………	…………………………	…………………………
16	埼玉	村山 20	同左	同左
17	東京	…………………………	…………………………	…………………………
18	神奈川		広瀬 20	同左
19	山梨	長町 14	同左	同左
20	長野			
21	静岡	井上 20	同左	江馬 20
	(沼津)	室賀 9	同左	同左

		明治21年	明治22年	明治23年
22	愛知	…………………………	…………………………	…………………………
23	岐阜	佐々木16・馬杉18	同左	同左
24	滋賀		野並12	同左
25	三重	飯田14	同左・今井21	今井21・飯田（†）・藤原21
26	京都	…………………………	…………………………	…………………………
27	奈良			
28	大阪	…………………………	…………………………	…………………………
29	和歌山		山縣有14・柏原19	同左
30	兵庫	神中15	同左・44一小林	同左・高橋16
31	鳥取	土岐20	土岐20	同左
32	岡山	…………………………	…………………………	…………………………
33	島根	山崎20・上條別18	同左	山崎20（上條†）
34	広島	斉藤16・斉藤19	同左・後藤21	同左
35	山口	吉田15	同左	4一奥田18
36	香川		山根16	同左
37	徳島		三浦（9）	同左
38	愛媛		鳥居20	同左・谷口22
39	高知	星野18（†）水野19	水野19	同左
40	福岡	大森12・他学士3	同左	同左
41	大分	鳥潟12	鳥潟12	同左
42	佐賀			
	（唐津）		三田19	同左
43	長崎	…………………………	…………………………	…………………………
44	熊本	46一小林13・魚住12	同左	魚住12・桑原21
45	宮崎			
46	鹿児島	11一高木18	同左	同左
47	沖縄			眼科助手山口那覇へ
48	釜山		7一北村20	同左

十の時点では甲種医学校のために各県への複数の医学士の赴任が求められた。県立医学校廃止後、複数の医学士のそれは、複数の県公立病院への赴任を意味する。しかし、当初は、中央の県病院の維持も困難である県があったわけであるから、県下に複数の公立病院を維持しえた県はそう多くはない。

県立医学校廃止後の医学士の県への派遣は、かつての乙種医学校への医学士の赴任の場合と同様、医学士はいろいろと独力で頑張らなければならなかったであろう。一例として、表十三には入手しえた明治二十四年の山梨県職員録の一頁を示した。二十二年卒で、大学第二病院外科で助手を務めたあと、二十四年に山梨県病院に院長として赴任した下平用彩の例である。その下に、東京大学医学部別課二十一年卒の野口、医学教育の履歴はわからないがかつての山梨県立医学校の出身とも思われる三人の医師がいて、山梨県病院が運営されていることが理解される。彼の前任者は、表十、十六年の欄にみることができるが、長町[14]である。表十、十二に示したように、長町[14]は東京大学医学部を卒業した年に新潟三条公立病院に赴任、十六年に山梨に転出、下平[22]赴任の二十三年まで山梨に務めていたものである。

表十二は表十と同じように表示してあるから、同様にフォローしてほしい。県名の7番福島、11番福井、22番愛知、39番高知のそれぞれにアンダーラインを引いてあるが、これらは、十九年十一月文部省告示第三号で公示された五区画の区分を示す（註3）。12番茨城から22番愛知までが第一区、2番青森から7番福島までが第二区、23番岐阜から39番高知までが第三区、8番新潟から11番福井までが第四区、40番福岡から46番鹿児島までが第五区である。北海道、沖縄は五区画内には入っていない。考えもしな

表 13　山梨県病院の医師達（明治 24 年）

收入役　臨取孝作

西原村
村長　古屋寛三郎
助役　山岡元太郎
収入役　降矢頴武

小菅村
村長　青柳一晴
助役　細川長吉
収入役　古菅立太郎

丹波山村
村長　守岡彌兵衛
助役　岡部半平
収入役　船木喜代松

山梨縣病院
院長　月俸金百圓　醫學士　下平用彩
當直醫　月俸金四十五圓　野口美之助
同　月俸金二十八圓　鈴木憲
監獄醫兼當直醫　月俸金二十八圓　川崎爲直
同　月俸金十五圓　樋村總作
調劑局長　月俸金二十圓　鳥居巖次郎
調劑生　月俸金七圓　高田元廣
同兼監獄署調劑生　月俸金八圓　上田總太郎
事務掛　月俸金十二圓　滿田壽之
同　月俸金八圓　三枝守命

公証人
甲府市百石町　佐伯安樹
同　竪近習町　辻元次郎

六十四

かったことであるが、二十年代早期から医学士が赴任していたため、沖縄の次に韓国釜山を加えておいた。

高等中学校医学部の所在地の宮城、千葉、岡山、金沢、長崎の各県及び公立医学校の所在地愛知、京都、大阪及び東京には、それぞれ破線を引いてある。これらの各地に所在した医学校は、高等中学校医学部、高等学校医学部、医学専門学校と前述した歴史を積み上げ現在まで公立医科大学、大学医学部として存続している。これら各校には、表十一に示した千葉の場合のように、発足当初から少なくとも同時期に九人前後の医学士が派遣されて勤務し、かつての県立医学校時代とは異なり専門の単科科目を担当、講義し、臨床関係の教諭は同時に当時の県病院の医師も兼任していた。彼らについては、「それぞれの施設の詳細な百年史」などで参照しうる。

北海道

先に紹介した鈴木要吾の東京医事新誌2972、2973号の誌上にも、また明治十六年までの入手しうる東京大学医学部一覧のすべてにも、北海道へ赴任した医学士の名をみつけることはできなかった。しかし、表十二上に示したように、二十二年になって初めてその名をみいだした。

二十二年、札幌に屋代[20]、撫養[20]の二名が赴任している。当時、庁立札幌病院では、二十年に招聘されたドイツ人医師M・グリンムが五年間の契約で院長を務めていた。屋代[20]が副院長、撫養[20]は医長に就任した。二十三年には撫養[20]は根室病院の院長に就任し、道東で医師会なども組織し長期に活躍している。なお撫養[20]は札幌病院時代、日本初めての女性医師荻野吟子の北海道での活動を援助したことが知られている。二十三年、それまでの遅れを取り返すかのように渡辺健[21]が函館病院長として、大学で眼科の助手であった同級生の渡辺文[21]が小樽病院長として赴任している。

北海道医事懇談会会頭も務めていた屋代が、出身地前橋で開業することになったためか二十六年四月、大学外科助手として活躍していた関場[22]が、おそらく院長グリンムの契約終了のためもあったのであろう、庁立札幌病院長に招聘された。同時に同級生北村[22]が留萌支庁の天塩郡益毛病院に招聘されている。関場[22]は札幌で自分の病院を開院する計画で院長を辞任したため、その後任に鳥取県米子病院長に就任していた伊藤[22]が二十七年三月招聘された。同年五月前任者渡辺健[21]が退いたためであろう、中文雄（旧姓鈴木[22]）が函館病院に赴任している。伊藤[22]は新設される京都帝国大学医科大学教授の予定者であったのであろう、二十九年十月公費でドイツ留学を命じられている。その後任に荒井[28]が二十九年十月に赴任している。

明治三十年九月の中外医事新報誌上に報告されているが、当時北海道の公立病院で活躍していた医師は、医科大学卒十四名、高等中学医学部卒十三名、大学別課卒三名、府県立医学校卒六名、内務省試験合格六十一名であった。個人的に開業していた医学士がいたとすれば別だが、一人の医学士の名もみつけられなかった二十一年までとは大きな変わりようである。しかも、札幌、根室、益毛、小樽、函館と広大な地域に文字通り点として存在する公立病院に、医学士を中心にこれら高等中学校医学部、東京大学医学部別課、府県立医学校卒の諸氏と、内務省試験合格の諸氏が手を組んで、明治五年以来学んできた西洋医学を日本の最北の地に広めようと努力していたのである。

屋代[20]、撫養[20]、伊藤[22]の諸氏がそうであるが、明治二十年代になると大学で無給助手、有給助手を一、二年務めてから地方病院に赴任する傾向ができている。県病院への赴任前に、医学士に臨床の経験を蓄積させる時間的余裕、さらに人的余裕も出てきたとの判断によったのであろうか。もちろんすべての医学士がというわけではないが、大学で過ごした助手時代に、症例報告を、外国医学論文を翻訳して、医学誌に積極的に報告し、また、ドイツ語が多いが、外国医学書籍を翻訳刊行しているのが注目される。県に赴任すれば多忙な臨床で時間を消費させられるであろうから、この機会にという積極的な意欲の表れのように思われる。

第二区の各県

明治十九年四月勅令第十五号、中学校令第四条で分けられた全国五区中、東北六県は第二区に相当する（註3）。

青森県　表十で示したが、明治十六年には、青森県に松沢[9]、魚住[12]、坂本[15]の三医学士が赴任、甲種医学校が成立した。前述したが、二十一年医学校は廃止された。松沢[9]は病気療養のため二十一年東京に、魚住[12]は熊本に転勤し（表十二）、坂本[15]は秋田大館病院に移っている。おそらく現地では当時問題になったのであろうが、県病院の動静に関しては解らない。その後の青森県への医学士の赴任に関する情報はなかった。二十六年二月の中外誌上に、三戸で太田病院を開業していた太田[20]が結核で死亡したことが伝えられてはいる。

岩手県　十六年度、吉田[15]、中山[16]、南[16]で甲種県医学校の形態を整えていたが（表十）、十九年に吉田[15]は山口県病院長に転出した。おそらくそれをカバーするように、前述の稲野[18]が赴任してきたのであろう。県医学校廃止の後、稲野[18]が元県病院を借り受け個人病院を開院してからは、岩手に東京から医学士が赴任した情報はない。稲野[18]との個人的な話し合いによるものと思われるが、明治三十年七月には第二高等学校医学部教授多田[21]が、同校を辞職し盛岡、稲野病院院長に就任している。これに加え、同県出身で、岩手県立甲種医学校第一回卒業の三田俊次郎（岩手医科大学創設者）が、稲野[18]が県に返還した旧県病院を借り受け、私立岩手病院を開設した。三十四年には私立岩手医学校を併設、そこへ東京大学医科大学で外科の助手を務めた後ドイツに留学、帰国後愛知医学校へ赴任の予定であった杉立[27]を院長として招聘している（国本敬吉『岩手の医学通史―探訪と発掘―』）。

秋田県　甲種医学校設立は、吉田[9]、芳村[15]、緒方[16]、吉益[15]（表十）で達成され、さらに大館公立病院長に高階[12]（表十）、山本郡病院長に奥田[18]（表十二）が赴任している（註4）。これら医学士の秋田赴任に関しては、『秋田の医史』（石田秀一）にも記録されているが、赴任の時期の記載はない。前にも述べたが、高階[12]は公立大館病院へ赴任した医学士の初代である。なお、東京大学医学部一覧では、吉益[15]は高知から山形へ十六年赴任したことになっているが、彼は自著『吉益学舎講義録』に、高知・秋田での経験をもとに執筆したとその緒言に明記している。

芳村[15]は十八年七月の地方医学士会の東京での集会に秋田医学校代表として出席し、十九年には戸塚[15]が秋田病院に赴任しているが、県立医学校廃校、県病院への移行の前後に吉田[9]の海軍への移動、緒方[16]の新潟への移動、吉益[15]の大阪への転任などがあり、その後の秋田県病院の様子は明らかでない。しかし、赴任の時点は不明であるが二十五年から二十八年末まで栗本[20]が院長を務めており、二十九年七月には西山[25]が同院長として招聘されている。

表十二の奥田[18]も秋田県山本郡病院への院長としての赴任である。すなわち秋田には当時医学士の赴任が求められた公立病院は少なくとも秋田県病院、大館病院、山本郡病院の三病院があった。

奥田は二十二年まで同上病院長を務め、それを辞して二十三年四月山口病院長に転出している。

大館病院については、『秋田の医学散歩』（石田真）に詳細な記述がみられる。前述した高階[12]は医学士としては初代、大館病院としては三代目の院長として、大学雇いから十六年赴任した。十九年まで院長としての役割を果たし、東宮侍医として東京に帰っている。その後、坂本[15]、戸塚[15]、竹田[32]、藤井[34]、藤井[41]の医学士諸氏が赴任している。東大別課卒の橋爪敬三郎（表十二）が、戸塚[15]の後を受けて二十三年から三十一年まで院長を務めた。他に非医学士の院長が二人いるが、この体制で大正十二年まで続いている。その後大館病院は現在まで続いている。

二十七年五月には、公立横手病院副院長に田中[21]が就任していたという記録もある。院長は医学士ではなかった。

秋田県は後述する新潟、静岡とともに、県病院以外にも医学士の赴任を求めた公立病院が複数あった典型的な県である。

（註4）秋田の奥田を東大医学部同窓会名簿でみると奥野となっているが、『防長医学史』『秋田医学史』、大正時代に発刊された「東京帝国大学卒業者氏名録」を参照しても、奥田道有の方が正しい。

山形県　表十、十二を通じ二十三年の時点まで医学士赴任の情報はなかった。二十四年のはじめに赴任したのであろう、六月には武田[19]が山形県済生館長に就任していた。おそらく北里が導入を図ったツベルクリンであろうが、コッホの抗結核薬試用施設の一つとして院長武田[19]の名でリストアップされていた。二十六年九月には、山形県東村山郡での医学講習会で同済生館長に就任していた長松[24]が講師を務めた記録がある。さらに三十二年九月には東京衛戍病院から山形衛戍病院に転勤した中原[24]が済生館長を嘱託されたという記録が中外医事新報誌に残されている。

福島県　福島県医学校では、表十に続いて、医学校が廃校されるまで半井[12]が校長を務め、彼はついで陸軍軍医に転出した。これは半井が山口県出身であったため『防長医学史』から知りえた情報である。

この後福島県病院には、二十一年四月、仙台医学校に教諭として赴任していた北村[20]が転任している（表十二）。彼は赴任三ヶ月目、同年七月十五日の磐梯山噴火に遭遇している。同噴火に際しては、東京大学医学部大学院にいた三輪[19]、芳賀[20]が自費で救助活動に参加した。北村は同年十月の福島県医学研究会で、磐梯噴火の被害者である一患者に自分で植皮術を行い良好な成績を得たことを、患者を供覧しながら発表した（中外医事新報２０６号）。この北村は二十二年には福島を離れ、当時の朝鮮、釜山の共立病院長に赴任している。北村の後任として福島へ、岩手にいた南[16]が赴任し、二十三年からは仙台の第二高等中学校医学部で教諭をしていた磯[16]、栗本[20]が移動してきている。

第四区の各県

新潟県　本県は表十からも理解できるが、県立医学校設立当初から複数の公立病院に医学士の赴任を求めている特徴のある県である。従来から開港場として幕府直轄の天領であり、経済的に恵まれていたという特色からか、いや長谷川泰、石黒忠悳、池田謙斎ら当時の医学界のリーダーの出身地としての特性のためか、あるいは幕末から長崎のポンペのもとに留学した入沢達吉の父親恭平など先進的蘭学医師の存在が作り上げた伝統なのか、秋田、静岡と並び注目される特色である。

明治十三年、県立新潟医学校発足とともに、先にも紹介したが、長谷川泰の父親、医師長谷川宗済の内弟子で、宗済の死去とともに長谷川泰を頼りに上京し、大学東校に入学、明治九年に卒業した山崎玄脩が赴任した。長岡の施設は明治六年長岡会社病院として発足したもので十四年に同年卒の及川[14]が、三条の施設がどのようなものであったか明らかでないが、十四年に同年卒の長町[14]が赴任している。また十八年には、井上[18]が高田の公立病院と思われるが赴任している記述もある。

山崎[9]は十六年から長谷川泰の済生学舎の教員に就任するため新潟医学校を辞したので、表十に示したが後任として大谷[16]、川俣[16]、浅田[16]が赴任してきて、当時の甲種医学校の陣容が形作られた。二十一年の甲種医学校廃校まで、新潟医学校ではさらに複雑な医学士の交代が起きている。十七年には大谷[16]の熊本医学校転出があり、その後に緒方[16]が秋田から移ってきている。浅田[16]も長野医学校に同年転出したため、長谷川[17]が金沢医学校から移り、川俣[16]、緒方[16]とで医学士三人を確保している。十八年には、緒方[16]が富山に転出し、その後に柏村[18]が赴任してきて十八年度も三人の医学士が確保されている。十九年度は川俣[16]が海軍軍医に転出、それを補うように外山[13]が長野から移ってきている。このような複雑な医学士の出入りが進行していながら二十一年には医学校が閉鎖されたのであるから、医学校閉鎖の通達は極めて突然のことであったことを裏書きする。

及川[14]の長岡在任は十六年までで、その後山梨県に移っている。新潟病院のその後の推移については『新潟大学医学部七十五年史』に詳しいが、長岡、三条そして高田のその後については、同書上でもわからない。

本書の主眼とは直接関連はないが、現在の新潟大学医学部及び熊本大学医学部は、仙台、千葉、岡山、金沢、長崎の諸大学医学部とは異なり、高等中学校医学部、高等学校医学部の歴史をたどらず、新潟、熊本の県病院から発展したものであって、むしろ名古屋、京都、大阪の公立学校医学部に類似した歴史を歩んでいる。

新潟医学校閉鎖後の姿として、前述の諸県と同じように、民営か公営かが県会、住民の間で論議が進められ、表十二でみられるように当時在任していた長谷川[17]、池原[20]が中心となって新潟区病院として再発足できた。池原[20]は四十三年まで院長を務め、原田[18]が二十三―二十五年、和辻[22]が二十七―三十一年、根室で二十三年以来頑張った撫養[20]が三十二―三十三年、渋川[29]が三十三―四十年、富田[28]が四十―四十三年と内科、外科、眼科を受け継ぎ、前述したように県病院から次の医学専門学校へと引き継がれている。

富山県　表十でみるように、明治十六年まで一人の医学士の赴任もなかった富山県に、十八年五月、前述したように緒方[16]が赴任した。緒方[16]の赴任もそう長期ではない。緒方からどう引き継がれたのかわからないが、二十三年は山田[20]、二十四年には竹村[23]が赴任し、二十五年には山田[20]が富山医師会長を務めている。二十六年九月の山田[20]の院長辞任、富山での開業が公表されていたのか、同年六月には大学助手を務めていた赤沼[23]が赴任している。二十八年四月には、富山県に新潟小千谷病院長であった中村[22]が移ってきているが、どこの病院へかは不明である。

福井県　河野[12]は明治二十七年三月の時点で福井県病院長、福井医学会会頭を務めていた記録がある。これと表十、表十二をあわせて考えると明らかなように、十二年の卒業後少なくとも二十七年まで十六年間、福井から動くことなく院長を務めていた。この間、前述のように高木[18]が鹿児島に赴任するまで二、三年、卒後から県医学校廃止まで大分に在勤した魚住[14]がその後福井に移ったが、そのほとんどが河野[12]の一人勤務であった。二十五年に河野[12]と魚住[14]で福井医学会を一緒にリードした記録も残っている。官立医学校の場合はともかく、このように長期に、しかも一人で県病院に勤務していた例は沼津への室賀[9]がいるが、ほかにはみいだせない。小関（明治初期東京大学医学部卒業生動静一覧　日本医史学会誌33巻3号）によると、河野[12]は、三十一年に福井で開業している。河野[12]との関連は明らかでないが、武生に開業し、福井医学会副会長であった岡部[23]が、明治二十五年越後見附病院長に招聘された。二十年三月から二十一年八月まで、公立敦賀病院長を務めていた鎌田[18]が同年九月愛知医学校に移動したという記録も残っている。

第一区の各県

北関東　表十では、北関東の諸県には他県と比べ医学士諸氏の赴任が特に少ないという印象はないのであるが、表十二では北関東のそれは極めて寂しい。

『群馬の医史』には十三年以来二十年までの間、十七年度は二人であったが後は終始医学士の存在は一人であったことが表記されている。それも氏名は記載されていない。十三年から医学校が廃校になるまで、山崎泰[9]が教諭を務めたことは知られているが、十七年度の二人目が誰であったかは解らない。医学校廃校後県病院は存在したのかも不明である。山崎は医学校廃校後は私立前橋病院長を務め、三十一年に死去している。

明治九年、栃木病院内に付属栃木医学所が設けられ、十一年には栃木医学校となり、栃木病院の方が学校の付属になり、十二年栃木県医学校となった。しかし明治十五年、学校が火災に遭い焼失した。病院は残ったが、県会で医学校再建の費用の支出は断られ、医学校は廃校になったということが『医界風土記』に残されている。筆者の調査では、表十のように十五年まで長谷川[9]、石黒[12]が赴任しており、その後医学士の赴任はないが、前記述とは一致する。その後は表十二の通りであるが、二十六年九月、先に秋田県で紹介した大館病院長、東大別課二十年卒の橋爪と同級生で、大学雇であった新名が鹿沼晃南病院長へ赴任、三十四年には各県の医学校、県病院に勤務してきた浅田[16]が栃木にいた記録はある。

表十に示したように、長谷川[9]は栃木県医学校の閉鎖後茨城県に移っているが、その後、先に福井で

紹介した鎌田[18]が卒後二十年一月まで茨城医学校教諭を務めた記録はある。しかし、その後表十二にみるように医学士の赴任の実態は把握できなかった。

東京周囲　表十では医学士の赴任がみられなかった埼玉県にも、明治九年から十三年まで浦和に県立医学校が置かれていた（『医界風土記』）。はじめは県費で賄われていたが、莫大な費用がかさみ、十二年の初めての埼玉県議会で廃校が決議され、十三年には廃校になったという。県南部と北部の対立によったとのことである。しかし県病院は存続されたとみえ、著者の調査では、表十二でみるように村山[20]が県病院長として赴任、明治二十四年も勤務している。その後の状態は明らかでない。

同様表十で医学士の赴任がみられなかった神奈川県にも、二十二年から広瀬[20]が横浜十全病院に赴任している（表十二）。三十一年六月、渋川[29]も同院に赴任している。

山梨県　表十で示しているが、十六年度、山梨に初めての医学士長町[14]が新潟三条から移っている。そのまま表十二にみるように、彼は二十三年まで山梨県病院に勤めている。二十三年七月の中外医事新報誌上には、彼が院長として赴任以来病院も充実、県内の開業医師も増え、山梨医師会も三百名を超える盛況であるという報告がある。この後を前述したが、表十三に示した下平[22]が大学助手から転任してきている。二十五年には彼は県医師会会頭を兼任、二十六年一月には伊庭[23]が副院長に招かれ、二十七年には二人で県医師会会頭、副会頭に就任している。二十七年六月副院長伊庭[23]の後任として別課十七年卒の村上が赴任している。下平[22]は、三十年十月に第四高等医学校教授に招聘され、後任として藤岡[29]が、三十二年四月には高橋[28]が米子病院長から山梨病院長に聘されている。

長野県　長野には、表十に示したように野並[12]が長野医学校に十四年五月赴任し、十七年五月に新潟から移ってきた浅田[16]に引き継がれたが、終始乙種医学校のままであった。浅田[16]は十八年まで在任し、十九年四月長野町と周辺四ヶ町村連合で設立した公立病院院長に、鳥取から移ってきた外山[13]が就任している。外山[13]は十九年末には新潟医学校に移っている。経済的に乙種医学校、県病院も維持するのが難しかった事情が『長野県明治医事誌』（柳沢文秋）にうかがえる。同上誌には記録はないが、二十五年四月、神林[24]が同上病院であろうか長野病院へ、二十七年三月小池[20]が開業していた故郷山形から諏訪病院院長に招聘されたことを中外誌は報告している。

静岡県　静岡は、九年の卒業生に宇野、柳下、山崎泰、十二年卒の医学士に片山、清野など初期から東京大学医学部の卒業生が多く、また早期から複数の公的病院を作り医学士を招聘したなど第二区の秋田県、第四区の新潟県によく類似している。六十万石に減額されたとはいえ、徳川家が転封された静岡は地域的にも恵まれ、経済的にも豊かで、また西欧で学んだ医師の林研海、法学者の西周などの人材を含め他藩とは比べものにならない膨大な人的学問的資産を江戸から移した。徳川家再興という意欲から、外国人教師も招いて静岡藩校、沼津小学校などを速やかに設立するなど、次世代の育成に明治早期から努めたという諸特色によるのであろうか。

廃藩置県で一度は廃止になったが、その前から静岡、沼津、浜松など複数の公的医療施設は計画されていた。静岡の場合も明治八年前後から全国の風潮と一致し、病院再興の機運が芽生えている。十二年三月には、当時の東京大学医学部総理心得であった長与専斎の推薦で大川[9]が静岡に、室賀[9]が沼津に赴任したという（土屋重朗『静岡県の医史と医家伝』）。

静岡病院の大川[9]は十六年に任地で病死し、広島から猪原[14]が、大学から内田[16]が赴任、二十年五月から二十三年三月まで井上[20]、ついで江馬[20]が二十六年まで、その後を遠田[23]が二十七年から三十八年まで、芝[35]が大正八年まで、その後を京都帝国大学医科大学出の医学士が院長職を受け継いでいる。

沼津病院は、初代の室賀[9]は福井の河野[12]と同様、二十九年まで長期間、院長を務めている。その後を佐々木[28]が受け継ぎ私立病院に変わり、四十一年、佐々木[28]のドイツ留学中は沢[40]が院長を務めた。

表十二の中に出てこないが、明治三十二年に富士病院が郡立として設立され、佐々木[28]の同級生石川[28]が院長として着任した。四十四年には吉川[35]が受け継ぎ私立富士病院に変わっている。以上は土屋の記述によるもので、中外誌などでは把握できない。

第三区の各県

表十、十二にみる通り、この区の各県には県立医学校開設以来、比較的多数の医学士が赴任している。しかし、奇妙なことに奈良については終始何らの情報をも把握しえなかった。

島根県　島根には、十二年六月、佐々木[12]が赴任した。彼は医学生教育に、一般患者の診療に、その上地方衛生行政にまで関与を求められ、表十に示したように十六年いっぱいまで頑張った（米田正治『島根県医学史覚書』）。在任中、島根県で初めての人体解剖も行った。彼の跡を継いで十七年七月に高橋[16]が、十八年四月には南[16]が、十八年八月に星野[18]が赴任し、やっと甲種医学校の資格を備えた。県当局は、甲種医学校から医師を送り出し、県内の医療レベルを改善させようと必死であった様子も同書上に読み取れる。しかし、十九年秋には甲種医学校運営は県の財政状態から不可能となり、二十年九月の勅令第四十八号（註3）をみるまでもなく廃止になった。県当局は医学生二十名に奨学金を出して岡山の医学校に留学させようと検討したが、県の経済状態からこれも実現がかなわなかった。著者米田は「青雲の志をいだいて入学した在校生は、乙種医学校から甲種医学校に昇格した喜びも束の間、廃校の悲運に遭遇し、暗澹たる人生行路に迷ったのである」と記している。なお、表十、十二にみるように、南[16]は十六年には岩手に赴任し、岩手から十八年島根に、ついで二十二年には福島に赴任し、二十三年には郷里福島で開業している。星野[18]の名を表十二上二十一年の高知にみることができる。

その後、県病院は継続されたのであろう、表十二に示すように山崎[20]が二十一年に院長として、同年別課18年卒の上條が副院長として赴任した。山崎は二十七年も院長を務めているのを追跡できた。おそらく上條が死亡したためであろう、渋谷[21]が二十四年に島根病院副院長に赴任し、山崎[20]と二人になっている。二十九年には山崎[20]は第四高等学校医学部教授に就任し、渋谷[21]が佐賀好生館館長に転出している。おそらく山崎[20]の後任であろう村松[20]が赴任している。

なお追記しておくが、前述の佐々木[12]は仙台に赴任後海軍軍医に転出、海軍医学校教諭などを務め、軍艦金剛の軍医長、ついでフランスで造艦された千島を日本に回航する途中、二十五年瀬戸内海愛媛県沖で英国商船と衝突、事故死している（『秋田県の医史』）。

鳥取県　鳥取がその医学校に医学士を迎えたのは他県と比べて極めて遅く、先に触れたが（113頁）、石川県から十六年十月に招聘された外山[13]が初代である（表十）。『鳥取県医史』に明記されているが、彼はもっぱら医学校での教育と県下の医師に対する教育のため、県内を巡回することが求められた。この際、多数の県民が路傍で彼の診療を期待して待っていて、しばしの休息もままならなかったとのことである。しかし、十八年末には、やはり県財政の点からであろう、医学校・病院の存続問題が県会で討議され、外山[13]は十九年一月に退職し、長野に赴任した（172頁）（『長野県明治医事誌』）。なお存続しえた鳥取医学校へ十九年三月、佐藤[12]が三重県から着任したが、結局二十年一月医学校は勅令第四十八号発令の前に閉鎖された。表十二にみるように、土岐[20]が再出発した鳥取県病院の院長として二十一年に赴任してきた。二十七年、鳥取病院には院長に神村[22]、副院長に三好[26]、米子病院長に古川[24]の赴任を確認しえている。二十七年の後半には、神村[22]は伊藤[25]と交代している。三十年、米子病院長も高橋[28]になっている。高橋は三十二年、山梨病院長に転出している。

なお、外山[13]は、172頁で触れたように、十九年九月に長野から新潟医学校に赴任し、前述した新潟医学校廃止後新潟見附町に見附病院を興し、院長に就任、蒲原郡医師会の教育に尽力した。二十三年には石川県犀川病院に転じ、二十三年十一月金沢市で没している（『新潟大学医学部七十五年史』）。外山林介[13]の例は、十三年の卒業後、石川、鳥取、長野、新潟と忙しく転任して回り、鳥取、長野では県財政の不如意から、最後の新潟では勅令による医学校の廃校に遭遇した一医学士の短い一生を追跡しえた一例である。

前述の星野[18]は、島根医学校廃校後岡山医学校に赴任し、まもなく高知に移ったようである。二十一年四月の中外医事新報は、〝先に岡山医学校より高知県病院長に転任せし医学士星野秀太郎氏は腸チブスで七日高知において死亡せられたり〟と報じている。東京大学医学部卒後四年目の出来事である。同誌六、七月号に、星野氏は二十九歳、高知には二十年十一月高知県庁の聘に応じて来県した、後任者水野[19]は星野[18]の記念碑設立をと反復報じている。星野の場合も、卒後直ちに鳥取、岡山、高知と、しかもそれぞれの地で自分の仕事として十分満足しうる時間も持ちえず、全く気の毒の限りといわざるをえない。

医学士の赴任先での病死の例はそんなに珍しいことではない。明治九年から高知に赴任した柳下、十四年大阪から鹿児島に赴任した橘[9]、十五年には福岡の大河内[9]などが任地で肺結核で死亡している。三十六年であるが、横田[34]は東京の本所病院での勤務中、ペストで死亡している。任地で死亡した医学士を表十、表十二中に(†)印で示しておいた。肺結核が結核菌によることがコッホによりロンドンで発表されたのが一八八一年、明治十四年の夏である。結核に加え各種の伝染病と、当時の医師は、現在の医師には想像できないくらい危険性の高い職業であったのである。

山口県 山口県病院は表十に示したが、明治十六年に三浦(省)[9]が初めて院長に就任した。三浦(省)[9]は十九年五月で辞任し、それまで岩手医学校の教員を務めていた山口県出身の吉田[15]が院長職を引き継いだ。二十一年、吉田[15]が院長であったが、甲種医学校廃校の機会に、他県同様山口県病院も私立に変換された。奥田[18]が秋田から転じて院長に就任したのは、吉田[15]が院長を辞した私立病院の時点である。二十六年奥田[18]は院長で外科部長を兼ね、内科部長は安尾[21]が担当した。二十八年には横田[25]が赴任してきているが、二十九年五月には仙台の第二高等学校医学部教授として転出している。三十年には、奥田院長のもと再び県立病院に復し、上記内科、外科部長に加え、斉藤[27]が産婦人科部長に、小林[27]が小児科部長に就任するなど山口県立病院充実の経過がうかがわれる。三十四年二月には、小林[27]

がドイツに留学している。三十五年五月には、院長奥田[18]自身がドイツに留学している。なお二十四年に、岩国に熊谷[15]が赴任している記録がある。

愛媛県　愛媛は県医学校開校当初から渡辺[9]、三浦浩[9]が、十四年には中村[14]が今治公立病院へ赴任した。十六年に中村[14]が滋賀に移ると、山根[16]、前述した新藤[12]が加わった。医学校廃校前後の医学士の人事は明らかでないが、二十二年には県病院に鳥居[20]、二十三年にはそれに谷口[22]がと医学士の赴任は比較的目立つ。二十五年には竹中[20]が西宇和郡川の石共立病院長として赴任、二十七年には谷口[22]が愛媛県病院長につき、二十九年には東京大学第二外科助手津下[24]が、三十一年六月には川上[30]が院長を引き継いでいる。少なくとも、三十年代まで医学士は継続的に赴任している。三十四年には、津下[24]、西牧[28]の愛媛連合医学会での活躍が記録されている。

第五区

九州は長崎が第五高等中学校医学部の設置場所となったのに加え、明治三十六年には福岡が新設の京都帝国大学福岡医科大学になり、ほぼ同じ頃、熊本県病院が種々の曲折をたどったが熊本医学専門学校になるなど、狭い第五区に三校の医学校が集まっているのは特異的である。長崎は蘭学、ポンペの伝統を受け継ぎ第五番目の公立医学校設立は当然としても、福岡に、熊本に、明治三十年代に医学校ができたのはひとえに県医学校開校当初から赴任した医学士達の努力の賜であったように考える。表十、十二でも両県への医学士の赴任が目立つ。福岡は当初から大森[12]、熊谷[12]が中心となり三十年代まで移動することなく、新任の医学士達と共に県病院の充実に努力した。二十八年には、伊東[24]の福岡病院小児科部長への就任、三十二年には、加えて野辺[28]、安達[30]の参加がみられている。三十三年には小倉市民病院が開設され、院長・内科部長に澄川[21]、副院長・外科部長に枝國[26]が赴任している。大森[12]、熊谷[12]らの長年の貢献に対する評価は高かったものと考えさせる。

熊本医学専門学校の場合は、そのように長く中心となった医学士がいたわけでないが、県当局、県民の強い希望とバックアップを背景に、二十九年愛媛県病院長から熊本へ招聘された谷口[22]を中心に、医学士達が努力を重ねた結果であろう（山崎正薫『肥後医学史』）。谷口[22]のもとに、明治の末まで松浦[25]をはじめ十名前後の医学士が集まっている。

好生館という医療施設の名が明治時代から知られていながら、佐賀県での医学士の存在に触れられてこなかったことを奇異に思われよう。佐賀の乱などで記録が保存できなかったのか、明治のはじめはむしろアメリカ、ポルトガル、カナダからの医師が同館で指導的役割を果たしたようである。明治十年七月には、ドイツ人医師デーニッツが赴任したという記録があるようである。彼は九年末まで東京医学校で解剖・生理の講義をしていたのであるから、佐賀に移動した可能性はある。そのおかげで、来訪する患者は門前市をなしたと佐賀の医学史に記載されている。明治十五年には、川原[16]、池田[16]が赴任していたとする記述もあるが、彼らは十五年には卒業していないし、表十に示すように、十六年には川原[16]は愛知に、池田[16]は福岡に赴任している。病院好生館が明治二十九年に県立病院として再開された時、初代院長として、前述したが島根県病院から渋谷[21]が赴任した。青木[27]が副院長を務め、三十五年からは院長を引き継いだ。三十八年には大黒[32]が院長、臼井[36]が副院長を継ぎ大正に移行し、好生館の盛況は維持された（『佐賀県医学史』）。なお、中外医事新報によると、二十二年に三田[19]が（表十二）、二十四年に櫻井[23]が唐津病院に赴任している。

先に（153頁）、県立医学校廃止時、鹿児島県では県病院も私立病院へ移行し、福井から高木[18]が招かれて院長に就任したことを述べた。二十六年に高木[18]は東京の伝染病研究所へ移ることになり、再び病院閉鎖が問題になった。この時市が引き継ぎ、私立鹿児島病院が置かれ、院長には野田[24]、副院長には熊野[25]が招聘された。医員は二人を含め六人であったとのことである（中外医事新報1216号）。

国内でも奈良県、宮崎県がそうであるが、沖縄県への医学士の赴任に関する詳細は把握できなかった。沖縄県が置かれたのは明治十二年である。この時他県から医師が招聘され、那覇に医院が、首里、名護、久米島、宮古島、八重山島などに診療所が置かれたとのことである。十八年には沖縄病院内に医生教習所が設けられたという。明治三十八年一月の時点で沖縄県医師総数は百十四名、養成中の医生は百三名であると中外医事新報誌上に報告されているが、この間医学士がどのように関わったのか全く不明である。表十二に記載したように二十三年に東京大学医学部眼科助手山口が那覇に赴任したことを把握することができたが、この医師も医学士であったか、どのような身分で赴任したのかも明らかにすることはできなかった。

10

医学士の赴任先は国内だけではなかった

先に福島県から北村[20]が二十二年、朝鮮は釜山の共立病院へ赴任したことについて触れた。当時はもちろん韓国併合以前である。江華島事件を契機に、かつての日米修好条約での日本の立場を逆にしたような日朝修好条約が明治九年締結され、釜山に日本公使館と日本人居留地が作られた。江戸時代から対馬藩との交流があり日本人が若干は住んでいたが、これを契機に朝鮮と交流する日本人居留民も増えた。その詳細はわからないが、日本海軍も燃料貯蔵庫を保有していたという。

明治十一年には、海軍軍医の提案で官立済生病院が開設された。居留民の増加で、居留民団運営の共立病院に引き継がれた。先に紹介した明治二十二年に赴任した北村[20]は、実質的には三代目、医学士初代の院長である。その内規に決められていたが、居留民一般患者の治療を掌り、さらに裁判、警察、衛生に関する医務も領事の命令がある場合は担当することを求められ、院長は帝国大学の医学士の称号を持つ者または非職の軍医、あるいは開業医で医学士に準ずる経験を持つ者とされていた。

後に韓国併合の歴史をたどっていくが、明治二十四年卒の坪井、二十二年卒の高島、二十三年卒の平松、二十年卒の久保、三十一年卒の今村と連続して大正まで医学士が院長職を引き継ぎ、以後九大卒の医学士に引き継がれた。その病院名も釜山居留民団立病院から釜山府立病院と、歴史の流れに乗ってというか乗せられて変わっていっている。

当時の日本政府の韓国侵略政策の一翼を担ったわけではなく、全く人道的な見地から、医学士たちは赴任したのであろう。北村赴任に際しては、多くの東京大学医学部教授をはじめ教員、同僚から「北村は宮城医学校、福島県立病院で、貴賤の別なく尽くしたから、日本人居留民は勿論、朝鮮人にも貢献すべし」と送別されたことが同誌上で伝えられている。なお、北村は二十四年釜山から帰国後陸軍軍医に転出したようで、三十一年秋の中外医事新報誌上に、陸軍一等軍医である北村は休職の上ドイツへの自費留学が認められ、近日出発というニュースをみることができる。

日清戦争の結果であるが、明治二十九年末になると、台北病院長として山口[22]、副院長として松尾[26]、台南病院長として鈴木[22]が、数十名の看護師と、三十年一月には台中病院長として青山[22]が赴任した。今度は新しく日本臣民となった台湾の人々に、かつて各県の県民に普及させたように、近代医学の恩恵をということなのだろう。三十一年八月には、台北病院に永井[27]が加わり、台中病院長は馬場[25]に代わった。

三十五年には台北病院長山口[22]は、福井県、鹿児島県そして伝染病研究所と移動した高木[18]に代わり、高木は児玉源太郎台湾総督のもと台湾総督府医学校長・病院長に就任している。

三十五年七月には、同仁会が発足し、韓国・中国、いやアジアの未開の諸国に医療の恩恵をと、明治十―二十年代、わが国の各県の医療に手を染めたこともない東京帝国大学医科大学の教授達が旗を振った。日本の帝国主義の流れは、東京帝国大学医科大学教授達に影響を及ぼし始めた。

この後、日露戦争と医学部学生とのことに触れるが、日露戦争があのように終結し、四十三年には、朝鮮総督府医院医官として、内科科長に森安[32]、外科科長に室谷[34]、産婦人科科長に藤井[35]が、手元に京都大学医学部の同窓会名簿の持ち合わせがなく確認できないのであるが、おそらくは京都帝国大学医科大学出の医学士が小児科、眼科科長に就任、共に赴任している。四十四年六月には南満医学堂に、学堂長として医学博士河西[26]、教授として医学博士喜田村[34]が朝鮮総督府医院の場合と同様、京都医科大学出と思われる医学士達と赴任している。両大学当局は、政府の求めに進んで応じたのか、余儀なくであったのか、これらの医学士達を選んだのであろう。

日露戦争と医学士

明治九年、東京医学校の卒業生をみた当初から陸軍軍医、海軍軍医の道に進む卒業生はいた。二十年までを調べても、九年卒には五名、十四年卒には七名と卒業生が三十名の両学年には目立つが、十三年に一人、十五年に二人、十八年に一人という状態であった。明治六年に徴兵制度が施行されて以来、成人男子は適齢に達すると徴兵検査を受けることが義務化されていた。

医学部卒業生には、何年度から整備されたのか明らかにはしえないが、陸軍、海軍からの召募に応ずる形で陸軍衛生部委託学生、海軍軍医学生となる道と、医科大学卒業後普通の徴兵検査を受ける場合の二つの道があった。前者は、合格すれば陸軍の場合は月額二十円（時代により異なる）の奨学金が支給され、毎年夏休みには士官候補生として訓練を受けなければならない。ちなみに、明治四十四年に改訂された東京帝国大学医科大学の授業料は一学年五十円であり、千葉など公立医学専門学校のそれは四十円であった。

大学卒業後は衛生部軍医見習士官に任官し、訓練を受けながら陸軍軍医学校生徒となり軍医将校への将来に進んでいく。海軍の場合は、軍医学生合格と同時に海軍兵籍に編入されるから、その給与が奨学金となるのであろう。その間の訓練の具合は明らかでない。大学卒後普通の徴兵検査を受ける場合は、合格者は甲種（将校要員）と乙種（下士官要員）に分けられ、部隊内で実務訓練を受けながら、前者は軍医学校に入校、半年後に軍医見習医官に任官し、後者は軍病院などで三ヶ月の訓練を受け、衛生伍長となり部隊に配属されるという仕組みであった。

日清戦争の場合はそのような気配もなかったが、三十八年七月の中外医事新報６０８号には、三十七年度卒業の東京帝国大学医科大学卒業者氏名が公示され、卒業生は真鍋嘉一郎、長与又郎を含め七名の普通卒業生と、七十一名の陸軍衛生部委託学生と、七名の海軍軍医学生とに分けられていた。しかも陸軍委託学生は、各グループ十名前後の五つに分かれていた。これらの記述から考えてみると、陸軍からは五回反復された召募があったのでないだろうか、成績優秀の者を残してすべての学生が応募しなければならない雰囲気にあったのでないだろうか。普通は医学部一年生から委託学生になるのであるが、彼らは医学部何年生の時から応募することになったのであろうか。日露戦争は三十七年二月に始まっている。三十四年からの日露戦を考慮した特別召募などは考えられない。

三十九年七月の三十八年度卒業生の詳細も同上誌632号に掲載されている。この年の優等生は大久保、識戸の二人であった。大久保だけが普通卒業生で、識戸を含む七グループに分かれた四十五名の陸軍衛生部委託学生、四グループの計四十六名の海軍軍医学生の氏名がわかる。先年度は一回の召募であった海軍も、四回に増やさなければならなかったのであろう。

三十八年九月のポーツマスにおける日露講和条約調印で戦争は終わったが、四十年七月、三十九年度卒業式が行われた。非委託学生は十六人と増えていたが、九回にわたる召募で陸軍委託学生は四十九名、海軍軍医学生は六回の召募で四十六名という状態であった。陸軍衛生部委託学生、海軍軍医学生のラベルは宮川米次をトップとする四十三年度卒業生でも続いて張られていた。

委託学生でなかった真鍋[37]は、卒後東京帝国大学医科大学副手として大学青山内科勤務となったが、志願して甲種となり同年二月見習医官として東京の第一連隊付きに任命され、三月には二等軍医に抜擢された。戦争は終結していたこともあり、帰還将兵の疾病、負傷の深浅、予後の判定などに従事した。ほぼ一年間勤務して、休職になり大学に復帰した。

同級生の長与は、病理学教室の都合もあり、卒後一年して通常の徴兵検査を受けた。甲種合格で、兵科として騎兵を命じられたが、医学士の履歴から看護卒に回された。先輩の一等軍医の計らいで軍医学校の研究室、大学の研究室に通うことも認められたが、兵卒として除隊している。

三十八年卒の石原忍は、父親が陸軍軍人であったことにもよろう、陸軍衛生部委託学生になり、卒後陸軍軍医への道を選んだのでないだろうか。日露戦争は終結していたが、彼は卒業と同時に見習医官として近衛第二連隊に入り、半年後には二等軍医に昇任していた。将兵の復員も済んでいた。彼は、陸軍で眼科専攻を決めている。当時陸軍も眼科専門の軍医育成に迫られていたこともあり、東京帝国大学の眼科の大学院生になり、卒後陸軍軍医学校教官となり、陸軍からドイツに留学した。東京帝国大学医科大学河本教授の定年後、その後任として大学に呼び戻されている。なお、平時であれば真鍋、長与、大久保らはドイツへの公費留学の候補者達である。

幸いにして日露戦争はそんなに長期には続かなかったからこの程度で済んだ。先の第二次世界大戦の場合のように、厳しい運命に遭遇した医学士はいなかったのであろう。明治十年、二十年代、三十年代の初めまで、国民のために新しい医療をの命題のもとに彼らは各県に赴任した。当時も、赴任先の村で、町で、伝染病と闘い、何人もの医学士がその命を落としているが、軍医としての戦場への赴任と比べると、その充実感はどんなに充たされていたことだろう。

この問題は、もちろん医学士だけのものではない。過去百年の間に、日本の為政者は何度このような境遇に若者を送り出すことを繰り返したか考えるべきだろう。いや、みなが近代史の過程を反芻して、充実した平和な将来を組み立てていくようにしなければならないのであろう。

11 医学校廃止後の県での医学士の活動成果

県立医学校廃止後にも、前述のように十年代に劣らず医学士は各県に派遣されていた。広島県、鹿児島県などでは修学途中で医学教育から放棄された医学生に、内務省実施の医師開業試験に合格するよう支援を提供するという形で、その後も医学教育に関与した医学士がいないわけではなかった。しかし、これは一時的なことである。彼らに求められたのは、県庁所在地の県立病院、さらに郡、町に設立された公立病院が場となるが、一般県民への日々の医療活動である。

医学士達が赴任してくるまでの地方での、いや日本の当時の日常医療は、なお漢方による前時代の開業医による個人医療が主で、医院、病院などでの新しい医療は行き渡っていなかった。もちろん、西洋医学がどのようなものであるかの認識もなかったともいえよう。

医学士達が国内各地に西洋医学を普及させるためには、十年代の県立医学校兼病院での学生教育片手間の県民への診療よりかは、学校廃止後の県病院での診療がより有効であったようである。

明治二十一年九月の中外医事新報は、県立医学校廃校後六ヶ月の時点であるが、県立岐阜病院の様子を報告している。「本院は従来医学生徒の臨床実験に供するがため、教諭の傍ら之を診療せしが自今専ら従事して患者に便をあたうる鮮やかさから来院するもの日に増加し、本年度上半期三千六百二十一名なり」。当時岐阜病院に在勤した医学士は、佐々木[16]と馬杉[18]の二名である。彼らの下に、内科、外科分担助手七名、薬剤師四名がいたと報じている。

従来は、医学士達は医学生を教育する傍らで患者を診療していたが、医学校が廃止され、医学士は県民である患者を主体に診療することができるようになった。患者である県民はこのことに満足し、評価し、県病院を受診する患者が増えたのであろう。前述したように、県立医学校の廃止の機会に、それまでも採算がとれなかった県病院の廃止を考えていた県当局者も少なくなかった。このように、医学校の廃止が県病院自体の運営改善に連なるなど、県当局者、文部省、内務省のいずれの関係者も予想していなかったのでないだろうか。

医学教育から離れ、公立病院での診療が仕事の主体になった医学士諸氏の活躍状況も同誌に報告されている。二十七年九月の中外医事新報には、二十五年卒の医学士山田鉄蔵が関西に赴任している先輩、同級生の諸病院を見聞した記事を載せている。市立病院である大津病院には、二十七年春医学士梅原（旧姓望月[24]）が院長として招聘されていた。山田が伝えるところでは、院長は朝五時から夜十二時まで病院で診療し、日曜日は分院を訪問し、「寸時も務める」状態であったとしている。次に、鈴木[23]が院長、井上[24]が副院長を務める県立姫路病院を訪問している。院長は内科、副院長は眼科であったが、彼らの活動で収入は増大し、「なお一名の医学士を招聘して余裕あるほど」とのことであると伝えている。多分、姫路における眼科医療のはじめであろう。井上[24]は二十八年には岡山の第三高等学校医学部眼科教授に招聘されている。山田[25]は、その機会に、徳島に外科病院を開いていた三宅速[24]を訪ねている。三宅は父親の懇請で、明治二十六年に彼の個人病院を創立した。徳島初めての病院とのことである。卒後東京大学で学んだ消化器外科に取り組み、積極的に手術をした。徳島に近代外科医療を広めるのに大いに貢献していると山田は報告している。三宅のその後の経歴は九州大学医学部第一外科のホームページにみることができる。姫路の井上[24]、徳島の三宅[24]、鳥取の伊藤[22]、山梨の下平[22]など、府県病院に赴任したあと、官公立医学校の教員となる経歴をたどった医学士も少なくない。

明治三十一年八月の同誌上には、「松江病院より郡に出張せる村松医学士」と題した記事が掲載されている。村松[20]が郡部に出張を求められた時の活動状況である。「横手町では二百八十余名の患者が彼を待っていた。その中には同地方の医師八、九名が自家の患者も引き連れて来ていた。翌々日三成村善勝寺では、地方郡役所衛生係、警察官、学校教員を対象に衛生講話をおこなった」

医学校廃止、私立病院への譲渡などの厳しい運営状態にあった県病院も、前述してきた二十一年九月、二十七年九月、そして三十一年八月の中外医事新報誌上の記事を読むと、県は医学士が赴任して運営される県病院に対する見方を大きく変えたのではないかとも考えられる。医学士の診療活動に対する努力を正しく県民が評価するようになった、彼らの努力によって、新しい西洋医学の意義が広く受け入れられたと考えるのは間違いでないであろう。県病院によっては内科のみでなく外科、眼科、小児科、産婦人科と複数の科を開設、そこへ医学士を招聘する傾向が、二十年代後半から明らかになっている。医学士達の県病院への赴任は、県民が新しい近代医療を理解し、受け入れるのに文字通り貢献したのである。医学

表十四には、二十七年度の中外誌上で把握しえた各府県病院の院長、副院長に就任していた医学士諸氏を紹介した。北海道、秋田、新潟、栃木、兵庫、鳥取などでは複数の公立病院に医学士が赴任している。先にも触れたが、各県立病院は複数科を設備し、各科にも医学士を招聘しているので、赴任している医学士の数はかつての府県病院をはるかに上回る。なお、岩手の稲野病院、大分の鳥瀉病院については先に紹介した。医学士が県との話し合いで創設したものであるから、この表に示した。十年代、各県に県立医学校兼病院が作られた時代が再現されたように、いやそれ以上に各県に広範に医学士が赴任しているのがうかがえる。

このようにみてくると、医学校が閉鎖された二十年以降になってはじめて、医学士の各県への赴任が評価されたような印象をもつであろうが、医学校での教育が主体であったような印象がもたれかねない初めの時期から、彼らの赴任に対する県民の評価は高かった。先に紹介した、青森に初めて赴任した東京医学校卒業生である松沢[9]の記念碑が青森市の合浦公園に現存することを、松本明知は彼の『青森県の医史』に紹介している。その碑文には「……青森の人、病有りて治を請むも医を択ぶを知らず、識る所に倚頼して生死を一任す。君至るに及び、始めて忽せにすべからざるを知る。近日医術大いに進み、

衛生を知る者衆きは、君の力居多し……」と刻まれているとのことである。

神戸医学校は明治二年神戸外国事務局判事伊藤俊介の肝いりで創設され、米人医師ウェーデル、米人宣教医ベリー、オランダ人医師ヘイデンの関与のもとに始まった。十三年には医学士神田[13]が校長として赴任し、十四年には杉田[13]、十五年には神中[15]、十八年には佐野[18]など多数の医学士がその充実に関与したが、二十一年神田は校長として医学校閉鎖に立ち会った。その後まもなく、二十二年四月、神田は肺疾患で死亡した。長与専斎の撰文が刻まれた彼の記念碑が神戸市大倉山下、楠寺境内にあるとのことである（『医界風土記・近畿編』）。その撰文は読んでいないが、明治十三年以来の校長兼県病院長としての貢献を謝しての神戸市民、学校関係者の行為によるものであろう。

二十一年六月の中外医事新報誌上には、二十年十一月県庁の聘に応じて高知県病院長に就任した星野[18]が職務のため腸チブスに罹患し、斃れられたため、彼の記念碑建設中との記事が掲載されている。先述したが、彼は東京大学医学部を十八年卒後島根医学校に赴任し、ついで岡山医学校を経て高知へ赴任したのである。

なお、佐々木文蔚については174、175頁ですでに紹介したが、平成十九年八月、山陰ケーブルビジョン『先人の足跡』で、初代島根医学校校長であり、明治十三年島根で初めての病理解剖を行うなど島根の医学の発展に貢献したことが放映された。

おそらく他にも医学士の貢献を顕彰する資料は残されているのであろうが、著者はこれ以上は把握し

表 14　医学士赴任公立病院（明治 27 年）

1	北海道	札幌病院・伊藤 22、根室病院・撫養 20、函館病院・鈴木 22
2	青森	
3	岩手	(稲野病院・稲野 18)
4	秋田	秋田病院・栗本 20、大館病院・副・橋爪別 20、横手病院・副・田中 21
5	仙台	宮城病院・山形 14　……………………………………………………
6	山形	山形済生館・永松 24
7	福島	三郡共立福島病院・磯 16
8	新潟	新潟病院・池原 20、長岡病院・高畠 19、中頸城郡病院・渡辺 24
9	富山	富山病院・赤沼 23
10	石川	金沢病院・小林 13　……………………………………………………
11	福井	福井病院・河野 12
12	茨城	
13	栃木	宇都宮病院・中山 16、鹿沼晃南病院・新名別 20
14	群馬	
15	千葉	千葉病院・長尾 13　……………………………………………………
16	埼玉	
17	東京	………………………………………………………………………………
18	神奈川	
19	山梨	山梨病院・ 下平 22、副伊庭 23
20	長野	諏訪病院・小池 20
21	静岡	静岡病院・遠田 23
22	愛知	愛知病院・熊谷 14　……………………………………………………
23	岐阜	岐阜病院・坪井 22、副佐々木 16

24	滋賀	大津病院・梅原 24（旧姓望月）
25	三重	
26	京都	京都府療病院・猪子 15、副浅山 17 ……
27	奈良	
28	大阪	大阪府病院・清野 12、副井上 18 ……
29	和歌山	和歌山病院・沢部 18
30	兵庫	神戸病院・高橋 16、副江馬 20、姫路病院・鈴木 23、副井上 23
31	鳥取	鳥取病院・神村 22、副三好 26、米子病院・古川 24
32	岡山	岡山病院・菅 13 ……
33	島根	松江病院・山崎 20、副渋谷 21
34	広島	広島病院・匹田 20、副後藤 19
35	山口	山口病院・奥田 18
36	香川	
37	徳島	（徳島病院・三宅 24）
38	愛媛	愛媛病院・谷口 22
39	高知	
40	福岡	福岡病院・大森 12、副熊谷 12
41	大分	（鳥潟病院・鳥潟 12）
42	佐賀	（好生館 29 年スタート）
43	長崎	長崎病院・副田代 15 ……
44	熊本	（県立病院再建 28 年より）
45	宮崎	
46	鹿児島	鹿児島病院・高木 18
47	沖縄	
48	釜山	釜山共立病院・高松 22

えなかった。

もう一つの紹介されてしかるべき彼らの業績は、彼らの著作活動であろう。ドイツ人教師の講義に感激し、新しい関連書籍に刺激されて、府県立医学校の若い生徒達に、後輩に、そしてわが国に、新しい医学の実態を一日も早く紹介したいという意図にあふれていたのでないかと思う。特に注目したいのは、明治十、二十年代という時代に、東京を離れた各県という場所で、しかも若い生徒に講義をする、新しい医学を経験したこともない各地の患者を診療するという多忙な時間の中での彼らの著作、翻訳業績の刊行である。これらの資料は、インターネットで国会図書館にアプローチし、その近代デジタルライブラリーをひらいて、当該医学士の姓名を入力して検索すれば誰でも閲覧することができる。

表十五は、本書にすでに紹介してある医学士諸氏の著作、翻訳業績を著者が上記ライブラリーで検索し表示したものである。十年代のものは、彼らが府県立医学校に赴任している時代の業績で、二十年代のものは県病院院長に赴任している時のものである。はじめはドイツ医学の実態の紹介を意図した翻訳書が目立つが、十年代もすすむと菅の『病床必携医療宝鑑』、同『内科医範』、熊谷の『類症鑑別』など自己の臨床経験に基づいた著作が刊行されだしている。特に取り上げて紹介するが、吉益東洞の著作『吉益学舎講義録』の緒言には、東京大学医学部在学中教育を受けたチーゲル、ベルツの講義を参考とし、「又之ニ加フルニ余カ数年高知秋田等ノ医学校ニ於テ経験スル処ヲ以シ」と彼は医学校での経験を彼の著作に盛り込んでいることを明言している。

表 15　府県立医学校、県立医院赴任中の医学士の著作

医学士氏名	卒業年	著書名	著者	発行所	発行年
三浦省軒	9	組織学	フライ	養源堂	12
石黒宇宙治	9	外科各論	F・コーニッヒ	東京	16
佐々木文蔚	12	人体解剖学	ハイッマン・石井共訳	島根公立松江病院	15
熊谷玄旦	12	電気療法	ヒルソン		14
小林広	13	病床必携独逸新選方函			17
		治癩新論		東京・島村	17
菅之芳	13	病床必携医療宝鑑	中浜共著	丸屋善八	16
		内科医範	中浜共著	東京	17
熊谷孝之輔	14	類症鑑別	中浜共著	丸屋善八	14
長町耕平	14	耳科新説	長町述・深沢記	甲府温故堂	19
広瀬佐太郎	20	箱根鉱泉誌		東京・金原	21
魚住完治	12	外科総論	T・ハーマン	東京・朝香家	25
下平用彩	22	生殖器病学	E・レッセル	吐鳳堂	27
		皮膚病学	E・レツセル	吐鳳堂	29
		新編外科汎論	下平	吐鳳堂	29

図九は、上記の検索を行いプリントアウトしたものであるが、表十五の三浦の著書の冒頭の部分及び二巻目の図譜の一頁を示した。一巻のテキストは、「人身血液ノ試験ニ拠ルニ血液ノ一立方美里迷篤児容積中ニ〇・〇〇七七美里迷篤児ヲ直径スル赤血球五百萬ヲ等ス」のごとく、使用漢字、文体は当時のもので若干難解であるが、一頁十行、縦書きで美しい印刷でできあがっている著書である。下段に図譜の22―23頁を示した。明治十二年に刊行された医学書の実態を想像してほしい。考えていた以上にモダンなものであるといえるのでないだろうか。

三十一年十二月の中外医事新報誌上には、大日本医会において以下のような緊急動議が提出されたことが報じられている。「地方公立病院にして一般開業医の妨害をなすが如き挙動ある者を取り締まる権

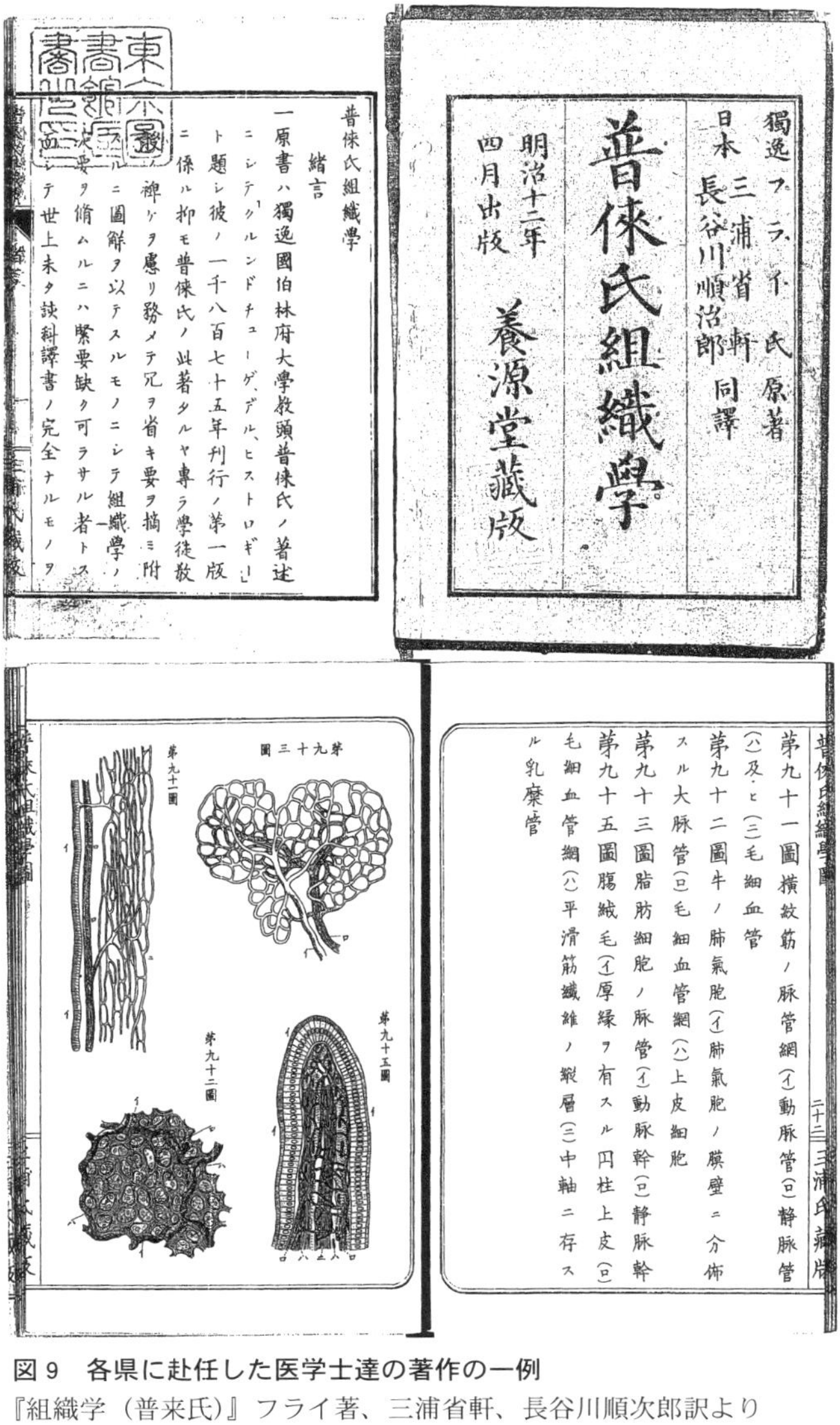
獨逸 フライ氏 原著
日本 三浦省軒 長谷川順治郎 同譯
普俫氏組織學
明治十二年四月出版
養源堂藏版

普俫氏組織學
緒言
一原書ハ獨逸國伯林府大學教頭普俫氏ノ著述ニシテ「クルンドチューゲ、デル、ヒストロギー」ト題シ彼ノ一千八百七十五年刊行ノ第一版ニ係ル抑モ普俫氏ノ此著タルヤ專ラ學徒敎禆ケヲ慮リ務メテ冗ヲ省キ要ヲ摘ミ附ニ圖解ヲ以テスルモノニシテ組織學ノ大要ヲ備ムルニハ緊要缺ク可ラサル者トス而シテ世上未タ該科譯書ノ完全ナルモノヲ

普俫氏組織學圖
第九十一圖横紋筋ノ脈管網(イ)動脈管(ロ)靜脈管(ハ)及ヒ(ニ)毛細血管
第九十二圖牛ノ肺氣胞(イ)肺氣胞ノ膜壁ニ分佈スル大脈管(ロ)毛細血管網(ハ)上皮細胞
第九十三圖脂肪細胞ノ脈管(イ)動脈幹(ロ)靜脈幹
第九十五圖腸絨毛(イ)厚緣ヲ有スル円柱上皮(ロ)毛細血管網(ハ)平滑筋纖維ノ縱層(ニ)中軸ニ存スル乳糜管
二十二 三浦氏藏版

図９　各県に赴任した医学士達の著作の一例
『組織学（普来氏）』フライ著、三浦省軒、長谷川順次郎訳より
（国立国会図書館近代デジタルライブラリー所蔵）

限制を発布あらんことを当局大臣に建議すること」。しかし、「この如き制度必要なしの議論多数を占め、之を議せさることに決した」と伝えているが、医学士を責任者とする公立病院の医療を好んで求め受診する県民の傾向が、開業医の問題として取り上げられたのであろう。公立病院対開業医の問題はその後もあとを引き、明治の後半、大正の時代を通じてこの問題は繰り返されてきた。

三十年代も進むと、先の問題もあってか、中外医事新報の関係誌面には、帝国大学医科大学の卒業生の公示、海外留学者、海外出張者のための盛大な送別会、帰国者の歓迎会、中央、地方での医学会の開催、その演題名、有名医師の死亡報告、海外のニュースが主となり、地方公立病院への医学士の赴任、転任、地方公立病院の現状報告、医学士達の地方での活動状況などに関する記事は、お上から差し止められたかのように全くみられなくなった。各地の医師も育ち、医学士を招聘する事態も少なくなったということは考えられるのであるが、先述した日露戦争もこのような事態を招くことになった誘因であろうか。三十八年十一月火事で焼失した函館病院が再建され、院長心得兼内科部長饗場[33]、外科部長三村[34]が赴任したという記事が久しぶりに掲載されたが、その後明治の末まで筆者が探し求める記事はみつけることができなかった。

12 近代医学の国内への普及に貢献した医師達

明治三十四年三月号の中外医事新報誌上に、〝新医学士就任〟と題して、

「本年東京大学を卒業せられたる新医学士は左の通り就任せられたり
内科―藤村、木村、武居、吉田、小林、
楠本外科―難波、鈴江、亀谷、大藤、島田、中島
眼科―竹内
産科―今淵、磐瀬、柿沢
小児科―志立
耳鼻咽喉科―久保、浅井
医化学―中、石原、荒川
病理学―中山

陸軍―大沼
海軍―西内」

の記事が出ている。姓名はフルに記載されている。

このような医学部新卒業生の卒後の進路の公表は初めてのことである。東京大学医学部鉄門名簿の三十三年卒の諸君である。同クラスは、卒業生全体で三十九名である。残りの諸君はなお卒業試験を受験中であったのであろう。

明治二十年までは、卒後すぐから各県に赴任するのが常であった。二十年代になると、前述したように、各医局で無給助手、有給助手を一、二年経験してから、各県に赴任していく例が目立った。三十年代後半には、現代の研修期間という時期はないが、卒後各医局に入局する段階に移行した。各科の病院助手で数年過ごしたのち、大学で研究を続ける、官公立医学校に勤める、各県に赴任する医学士に加え、郷里に帰り開業するという医学士が現れてきた。

ともかく極めて現代に近い形に医学士の卒後の身の処し方が変わってきた。府県病院の体制も整い、新しく導入された近代医学の普及も一応のメドがついたという時点に到達したということであろう。

考えてみれば、十年代初めから各県に赴任し、はじめは無我夢中であったろう、県立医学校生の教育に参画し、患者を診療しながら、学生、県民を介して新しい西洋医学を各県に普及させるという役割をほぼ十年担ってきた。

明治二十一年、県立医学校が廃止されたあとは彼らの存在意義は薄れるのではないかと著者は危惧さえした。しかし、全く逆であった。前述してきたように、医学校併設の時代よりむしろ身近な医学士の存在、彼らの駆使する西洋医学に対する認識を県民が深め、県民には公的病院を身近に感じさせ、結果的に病院の財政状態すら改善させえたのである。各県に公立病院は増えさえした。当局がはじめから希望した西洋医学の速やかな全国への普及はこのようにしてその実現が促された。

明治が終わり、大正を通じて、東京大学医学部の中でも「医療の社会化」の問題がクローズアップされだし、彼らがそれを意識していたとはいわないが、その道筋を先に歩んでいたということはできよう。「医療の社会化」そのものである。

明治十年前後から始まり、県立医学校の閉鎖で第二段階に入り、三十年代には近代化のレベルに近づいたといえるこの展開は、偶然の一致というべきなのかもしれないが、最後のドイツ医学教師ベルツ、スクリバが東京帝国大学医科大学から離れた時期に一致する。ドイツ教師達も、彼らが訓育した学生達がこのように大きな貢献をするとは予想もしていなかったのでないだろうか。『ベルツの日記』には、地方で県民のために貢献している彼らについての記述をみつけることはできない。

これらの貢献をしたのは、一人医学士達だけではないことをここで明らかにしておかなければならない。

その一番目にあげておかなければならないのは、『東京大学百年史　通史一』『東京大学医学部百年史』の両者では「第一回東京医学校卒業生」とくくられ、『東京帝国大学五十年史』ではやはり同「卒業生」とされているが明治十五年「準医学士」と称することを許され、そしてそれまでに死亡した諸氏には適応されなかったが、同二十年「医学士」の称号を追贈されるにいたった明治九年東京医学校卒業の諸君である。表十四にこそみつけることはできないが、表十、十二を通じて松沢[9]、吉田[9]、三浦省[9]、山崎[9]、室賀[9]、大川[9]、須田[9]、渡辺[9]、大河内[9]、橘[9]、浜野[9]、赤鹿[9]の諸氏が、府県立医学校兼病院スタートの早期から各地に赴任し、その基礎を作るのに貢献したのである。東京大学医学部第一回卒業生が卒業したのは明治十二年である。その間、文字通り一人で、第一回卒業の医学士の赴任まで持ちこたえたのである。それからは、医学士達と全く同じに、各県に赴任していった。これらの大学関係の資料には、彼らは医学士とは別だとする見方が刻まれているが、彼らの参画なしにこの事業をなしえなかったのは間違いない。

次にというより、九年卒の諸氏に劣らずその貢献を評価しておかなければならないのは、入沢達吉の『赤門懐古』、最近再版された同氏の『雲荘随筆』に記述されているが、〝インセクト〟と蔑視されたといわれる別科卒の諸氏である。これまでも触れてきたが、各県に赴任した多くの医学士と一緒に別課卒の諸君も赴任した。十二年岡山に医学士清野[12]とともに赴任した東京大学別課十二年卒の小川、十四年魚住[14]と一緒に大分に赴任した同年別課卒の中村、二十一年山崎[20]とともに島根に副院長として赴任した別課十八年卒の上條、二十三年秋田大館に副院長として赴任した別課二十年卒の橋爪、表十三に示した山梨県病院に二十四年下平[22]と赴任した別課二十一年卒の野口、秋田の石田秀一は、医学士と一緒に秋田に赴任してきた五人の別課卒業生の名をあげている。医学士達と一緒に各県に赴任した別課卒業生のすべてを紹介することはできないが、当初は一人で赴任した医学士の右腕として、近代医学のわが国への普及に貢献した彼らも十分に評価さるべきであろう。

先に、三十年代の北海道の公立病院に勤務していた医師の構成を紹介したが、別課卒の医師に加え、医学士達がかつて手塩にかけて育てた高等学校医学部卒業生、高等中学校医学部卒業生、県立医学校卒業生がいたのである。明治十年代、二十年代、三十年代と各県の医療の近代化が進められ、各県病院、公立病院の人材も満たされてきたのは当然であろう。新卒業生の進む道もこのような経過をたどって現代的に変貌していったのである。大学卒業後、大学での研修をすませ、個人的な将来を求めて、大学の中で、大学を離れてと、おのおの将来を設計するようになった。その前史として、明治十—三十年の時代に、準医学士、医学士を先頭にした若い医師諸君のわが国への貢献があったのである。彼らに期待されていた務めは、十二分に果たされたということができよう。

13

おわりに

モレキュラーバイオロジーの平成の現代でも、地方に限らず各地の公立病院で厳しい医療に従事することを求められている若い医師達のニュースは、極めてしばしば、いや日常茶飯事のごとくに、新聞で、テレビで報道されている。わが国に新しい近代医学が導入された明治の前半、その普及の大役を担わせられた当時の医学士をはじめ若い医師達の状況について、彼らの奮闘について、その歩みについて、現在のわが国の医師、そしてわが国の社会保障制度を維持していこうとする大学の、担当官庁の、いや政治の担当者も、「社会保障制度のコンセプトすらなかった明治時代に彼ら医学士を中心とする若い医師達がいかに振る舞ったか、振る舞いえたのかの実情を」一度は顧みて、今後の医療制度を改めていく上で検討しておく必要があるのでないだろうか。

一般には大学医学部、各医学専門学校の教授及び教員達が日本の医学をと考えがちであるが、明治十年代には各県の医学校兼病院へ、二十、三十年代には、各県の県病院、郡、市などの公立病院に赴任していった医学士達は日本へ近代医学を普及させるために大きく貢献した。このことは記録しておくべきでないだろうか。彼らの貢献を書き残した記録はこれまで明らかにはされてこなかった。各県の医学史関係資料に、少数の県では当時の医学士の名前をみることができるが、関係県出身者でない場合も多く、彼らの出自は明らかにされていない。

参考文献

池田謙斎　入沢達吉編『回顧録』入沢達吉出版、一九一七年
石黒忠悳『懐旧九十年』岩波書店、一九八三年
石田秀一『秋田の医史』石田秀一、一九八一年
石田真『秋田医学史散歩』近代文芸社、一九九二年
石橋長英『現代に生きるベルツ』日本新薬、一九七八年
磯貝元『築地施療病院の生涯―東京市営最初の総合病院―』楽友舎、二〇〇三年
磯野直秀『モースその日その日―ある御雇教師と近代日本』有隣堂、一九八七年
井上清『日本の歴史』岩波書店、一九六三年
入沢達吉『赤門懐古』生活社、一九四五年
大阪大学医学伝習百年記念会『大阪大学医学伝習百年史年表』、一九七〇年
小川鼎三・酒井シヅ校注『松本順・長与専斎自伝』平凡社、一九八〇年
鹿島卯女『ベルツ　花』鹿島研究所出版会、一九七二年
金沢大学医学部百年史編集委員会『金沢大学医学部百年史』、一九七二年
木下直之・岸田省吾・大場秀章『東京大学本郷キャンパス案内』東京大学出版会、二〇〇五年
国本恵吉『岩手の医学通史―探訪と発掘―』日刊岩手建設工業新聞社、一九八七年
熊本大学医学部百年史編纂委員会『熊本大学医学部百年史』熊杏会、一九九八年
W・E・グリフィス　山下英一訳『明治日本体験記』平凡社、一九八四年
厚生省医務局編『医制八十年史』印刷局朝陽会、一九五五年
佐賀県医師会『佐賀県医学史』、一九七一年
鈴木要吾『蘭学全盛時代と蘭疇の生涯』東京医事新誌局、一九三三年
宗田一『図説・日本医療文化史』思文閣出版、一九八九年

田中助一『防長医学史』聚海書林、一九八四年
土屋重朗『静岡県の医史と医家伝』戸田書店、一九七三年
東京大学医学部百年史編集委員会『東京大学医学部百年史』東京大学出版会、一九六七年
東京大学百年史編集委員会『東京大学百年史　通史一』東京大学出版会、一九八四年
東京帝国大学医学部法医学教室五十三年史編纂委員会『東京帝国大学法医学教室五十三年史』、一九四三年
東京帝国大学編『東京帝国大學五十年史』東京帝国大学、一九三二年
R・P・ドーア　松居弘道訳『江戸時代の教育』岩波書店、一九七〇年
鳥取県医史編集委員会『鳥取県医史』鳥取県医師会、一九六四年
長崎大学医学部『長崎医学百年史』、一九六一年
新潟大学医学部創立七十五周年記念事業期成会『新潟大学医学部七十五年史』、一九九四年
日本医師会編『医界風土記―近畿編』思文閣出版、一九九三年
E・H・ノーマン　大窪訳『日本における近代国家の成立』岩波書店、一九九三年
ベルツ　菅沼竜太郎訳『ベルツの日記』岩波書店、一九七九年
ポンペ　沼田次郎・荒瀬進訳『日本滞在見聞記・日本における五年間』雄松堂書、一九六八年
松木明知『青森県の医史』津軽書房、一九八〇年
三浦紀彦『一医学者の生活をめぐる回想』医歯薬出版、一九五五年
宮永孝『日独文化人物交流史　ドイツ語事始め』三修社、一九九三年
E・S・モース　石川欣一訳『日本その日その日』平凡社、一九七〇年
望田幸男『ドイツ・エリート養成の社会史』ミネルヴァ書房、一九九八年
森重雄『モダン・アンスタンス　教育のアルケオロジー』ハーベスト社、一九九三年
森まゆみ『明治東京畸人傳』新潮社、一九九六年
柳沢文秋『長野県明治医事誌』上田市医師会附属医学資料館、一九七七年
山崎正董『肥後医育史』大和学芸図書、一九七六年

吉川芳秋　『医学・洋学・本草学者の研究―吉川芳秋著作集』八坂書房、一九九三年
吉益政清　『吉益学舎講義録』※
米田正治　『島根県医学史覚書』報光社、一九七六年
「大分県医学校病院報告」※
「山梨県職員録」、一八九一年（明治二十四年）※
※国立国会図書館所蔵。近代デジタルライブラリー（http://kindai.ndl.go.jp/）にて閲覧が可能。
（著者名の五十音順）

人名・事項索引

著者紹介

吉良枝郎（きら　しろう）

一九三〇年生まれ。医学博士。専門は呼吸器内科。

東京大学医学部医学科卒業。東大医学部第三内科研究生を経て、フルブライト交換学生として米国へ留学。

その後、順天堂大学医学部助教授、自治医科大学教授、順天堂大学医学部教授、日本胸部疾患学会会長、ＡＰＳＲ（Asian Pacific Society of Respirology）会長、順天堂大学医学部長、学校法人順天堂理事などを歴任。

現在、順天堂大学名誉教授、自治医科大学名誉教授。

一九八頁の図九に使用した図版は、著作権者の確認ができませんでした。お心当たりのある方は、弊社までご一報いただけると幸いです。

明治期におけるドイツ医学の受容と普及――東京大学医学部外史

二〇一〇年四月八日　初版発行

著者――吉良枝郎
発行者――土井二郎
発行所――築地書館株式会社
東京都中央区築地七-四-四-二〇一　〒一〇四-〇〇四五
TEL　〇三-三五四二-三七三一
FAX　〇三-三五四一-五七九九
ホームページ＝http://www.tsukiji-shokan.co.jp/
振替　〇〇一一〇-五-一九〇五七
印刷・製本――シナノ印刷株式会社
装幀――小島トシノブ＋齋藤四歩（NONdesign）

 ISBN 978-4-8067-1398-2 C0021